U0165113

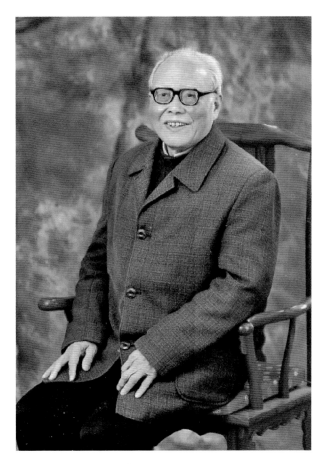

上海市名中医王羲明(1930—2023)

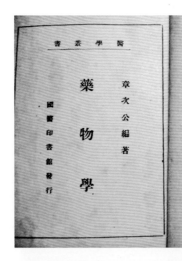

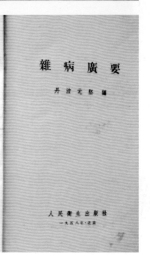

章次公赠书王羲明并寄语

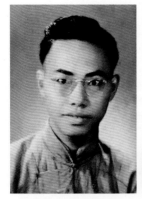

王羲明(1948 年)

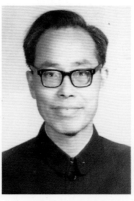

王羲明(1987 年)

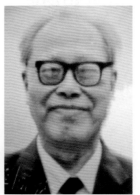

王羲明(2008 年)

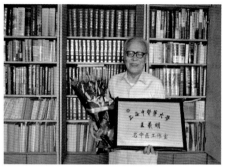

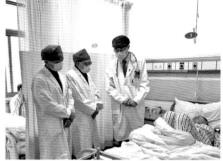

上海中医药大学为王羲明
名中医工作室授牌

王羲明临床查房

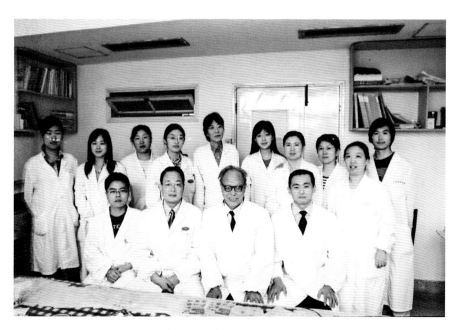

上海市中医医院肿瘤科人员 2003 年合影

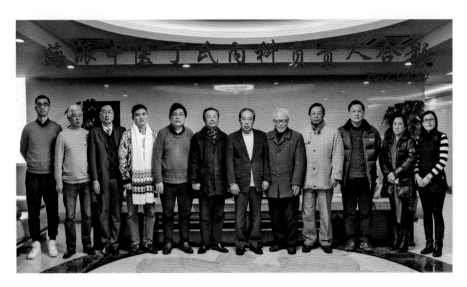

2017 年 2 月 24 日王羲明(前排右五)与
"海派中医丁氏内科"负责人合影

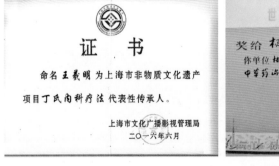

上海市非物质文化遗产项目
"丁氏内科疗法"传承人证书

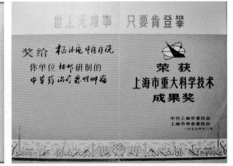

1977 年获上海市重大科学技术成果奖

羲光启道

七秩强歌 杏林芳华

上海市中医医院名医学术传薪系列

名中医

王羲明

学术传承集

总主编 执行总主编 主编

陆嘉惠 李 勇 赵凡尘

钟力炜 李 雁

上海科学技术出版社

图书在版编目（CIP）数据

名中医王羲明学术传承集 / 赵凡尘，李雁主编. --
上海 ：上海科学技术出版社，2024.6
　（七秩弦歌　杏林芳华 ：上海市中医医院名医学术
传薪系列）
　ISBN 978-7-5478-6580-4

　Ⅰ. ①名… Ⅱ. ①赵… ②李… Ⅲ. ①中医临床－经
验－中国－现代 Ⅳ. ①R249.7

　中国国家版本馆CIP数据核字(2024)第062838号

名中医王羲明学术传承集
主编　赵凡尘　李　雁

上海世纪出版(集团)有限公司
上 海 科 学 技 术 出 版 社　出版、发行
（上海市闵行区号景路 159 弄 A 座 9F - 10F）
邮政编码 201101　　www.sstp.cn
上海雅昌艺术印刷有限公司印刷
开本 787×1092　1/16　印张 10.5　插页 2
字数 170 千字
2024 年 6 月第 1 版　2024 年 6 月第 1 次印刷
ISBN 978 - 7 - 5478 - 6580 - 4/R・2987
定价：88.00 元

本书如有缺页、错装或坏损等严重质量问题，请向印刷厂联系调换

内容提要

　　本书是"上海市中医医院名医学术传薪系列"丛书之一,介绍了上海市中医医院名医王羲明的从医之路、临证经验和学术影响。王羲明为上海市名中医,上海市非物质文化遗产项目"丁氏内科疗法"代表性传承人。全书分为从医掠影、学术探析、心得集锦、验方集萃、医案医话、跟师心得六个部分,阐述了王羲明治疗恶性肿瘤等内科疾病的学术思想,探讨了常见恶性肿瘤疾病的诊治经验、用药特色以及经验方的重要应用,所述内容实为不可多得的临证参考素材,有助于提高读者对恶性肿瘤疾病的认识和研究。

　　本书可供中医和中西医结合临床医师、中医院校师生及广大中医爱好者参考阅读。

丛书编委会

学术顾问

施 杞　严世芸　唐汉钧

顾　问

王翘楚　沈丕安　王霞芳　朱松毅　虞坚尔　胡国华

王羲明　顾乃芳　余莉芳　李 雁　苏 晓

总主编

陆嘉惠　钟力炜

执行总主编

李 勇

编　委（以姓氏笔画为序）

叶 茂　孙永宁　苏 晓　李 勇　李 萍　李毅平

吴建春　张树瑛　张雯静　陆嘉惠　陈 栋　陈 静

陈薇薇　宓轶群　封玉琳　赵凡尘　钟力炜　姚 蓁

徐军学　唐 烨　薛 征

编写秘书

钱卉馨

本书编委会

主　审

王羲明

主　编

赵凡尘　李　雁

副主编

方志红　姚坚玮

编　委（以姓氏笔画为序）

王　茜　王宇立　王琍琳　方　媛　许荣忠　李明花
李树芳　连　强　吴建春　张　博　陈东林　周奕阳
胡正远　裴传宝　颜仲仪

总 序

杏林芳华,七秩峥嵘;守正创新,再谱华章

杏林芳华,跨越七十载风霜;守正创新,开启新世纪辉煌。上海市中医医院自 1954 年建院以来,始终秉承传承创新的精神砥砺前行。党的二十大报告明确指出,"促进中医药传承创新发展"。作为一家中医特色鲜明、人文底蕴深厚、名医大家辈出的三级甲等中医综合医院,上海市中医医院集医、教、研于一体,矢志不渝,不断进取,设有上海市名老中医诊疗所,以及上海市中医、中西医结合专家诊疗所等服务平台,聚集了大批沪上及长三角地区高水平的中医药名家,同时致力于海派中医流派传承与研究。全院目前拥有 5 名全国老中医药专家学术经验继承工作指导老师,4 个全国名老中医药专家传承工作室,11 名上海市名中医,11 个上海市名老中医学术经验研究工作室,1 个上海市中药专家传承工作室,4 个海派中医流派传承研究总(分)基地,5 个上海中医药大学名中医工作室。近年来,医院更是加大人才培养力度,不断涌现如国家中医药管理局青年岐黄学者、上海市领军人才、浦江人才、上海市优秀学科带头人等高层次人才。

中医药源远流长,作为植根于中华文明、汇聚先贤智慧的医学宝库,在历史长河中生生不息、薪火相传。医院立足上海市,辐射长三角,肩负"承前启后,继往开来"的中医药事业发展重任。值此建院七十周

年之际，我们特别呈现"上海市中医医院名医学术传薪"系列丛书，汇集我院历年来获"上海市名中医"殊荣的11位中医名家的生平事迹、学术成就与医学贡献，深入剖析这些名中医的成长经历和职业轨迹，展示他们的医德医风和人文情怀，他们在临床实践中勤勉求精，在学术研究中开拓创新，在教育传承中桃李天下。习近平总书记指出，中医药学是"祖先留给我们的宝贵财富"，是"中华民族的瑰宝"，是"打开中华文明宝库的钥匙"，"凝聚着深邃的哲学智慧和中华民族几千年的健康养生理念及其实践经验"；中医药的发展要"遵循中医药发展规律，传承精华，守正创新"。本丛书的编纂出版，正是我们贯彻总书记对中医药重要论述的一次生动实践。

本丛书通过从医掠影、学术探析、方药心得、验案撷英、匠心传承等多个维度，展现名中医们在各自专业领域的精湛医术、从医心得、卓越成就及对中医药传承发展的积极贡献；展现他们坚守传承，继承"青松传承"之志；自强不息，恪守"厚德、博学、传承、创新"的初心。他们的人生阅历、学术成就及文化自信不仅展现了个人的精彩，更折射出中医学这门古老学科的蓬勃生命力和新时代价值。

本丛书不仅是我院历届上海市名中医的成果集锦，也是医院精神财富的重要组成，更是新时代中医文化的时代印记。把中医药这一祖先留给我们的宝贵财富继承好、发展好、利用好，增强民族自信、文化自信、历史自信，相信本丛书的出版将为新一代中医人提供学习的范式、文化的支撑和前进的方向。

承前启后，绘就新篇。我们诚挚地将本丛书献给所有热爱和支持中医药发展事业的朋友们。以匠心传承，向文化致敬，既是对中医药博大精深的文化敬仰，也是对其创新发展前景的坚定信念。希望它的智慧之光能照亮求知之路，激发大家对传统医学的深切热爱，让更多人了解中医药的丰富内涵和独特魅力，让中医文化自信坚实中华优秀传统文化的自信。

凡是过往,皆成序曲;所有未来,力铸华章。愿书中诸位医者"海纳百川,有容乃大"的胸怀,激励更多有志英才,投身于中医药的创新实践之中,共创未来。

丛书编委会

甲辰年正月廿二

序 言

　　王羲明,毕业于上海中医专门学校(后改名为上海中医学院,现上海中医药大学),1951年响应国家走集体化新路号召,在上海市杨思区(现属上海浦东新区)第五联合中医诊所任中医内科医师,从事疾病诊疗、防疫等工作。1952年考入中央卫生部举办的我国首届中医药专门研究人员学习班,于北京医学院(现北京大学医学部)进修,1957年毕业于北京医学院,具有中、西医学学历基础。随后被分配到北京医学院附属北京人民医院(现北京大学人民医院)从事中医临床工作,并结合现代医学科学技术,努力钻研中医历代医籍,发掘实用方药以振兴中医,造福人类。自1962年起,先后在上海市杨浦区中医医院、上海市中医医院工作。曾在上海市首先引进B超检查仪,并应用于临床,不仅用于腹腔肿瘤疾病的诊断,而且在中医宏观望诊方面做了有益的探索,即通过微观腹腔内脏腑的活动状态,结合中医虚实理论,判断腹腔内脏腑的虚实状况,使中医理论和实践得到提升。因此,王羲明被认为是用超声显像技术研究中医藏象理论的第一人。

　　王羲明积极运用中医、中西药结合的理论和方法来诊治肺癌、胃癌、甲状腺癌等各种肿瘤,取效显著。在此基础上创立了上海市中医医院包括门诊和病房的一体化中医肿瘤专科,使之成为上海市中医、中西医结合诊治肿瘤疾病三大专科之一。1993年退休后仍返聘工作岗位,2002年因病施肠癌手术后,仍孜孜不倦、不辞辛劳为上海市中医医院的肿瘤专科业务建设而努力工作。王羲明发表论文百余篇,著作多部,带教学生数十名,是一位在中医肿瘤领域有突出贡献的名中医,是中医肿瘤学科建设的优秀带头人,在中医肿瘤界具有较大的影响力,2016年被评为上海市名中医及上海市非物质文化遗产项目"丁氏内科疗法"代表性传承人。王羲明学贯中西,牢记使命,岐黄生涯70余年,勤耕不辍,崇尚科学,讲究实效,屡有创新和建树。

王羲明的一生,在科学发展中医、创新中医方面贡献卓越。《名中医王羲明学术传承集》一书,一方面系统整理了王羲明的临床经验和学术思想,以传承中医肿瘤治疗的理法方药;另一方面为中医肿瘤学的教学和人才培养提供临床素材和借鉴,为我国传统文化的大繁荣和中医药事业的大发展添砖增瓦。故乐而为序。

上海市名中医 李飞

2023 年 12 月

前　言

当前,中医药振兴发展迎来大好时机,中医药具有的独特优势可以在许多重大疾病防治中为人类健康做出更多贡献。当今世界,文化交融、开放共享的潮流滚滚向前,互联互通、融通发展已成为促进各行业共同繁荣发展的必然选择。

本书收录的内容是王羲明践行"不忘初心、牢记使命"精神在临床实践中所取得成果的展现,包括王羲明坚持阅读文献、古今医籍所收集的材料,勤奋工作中获得的数据,经过整理研究得出的科学结论。这些都是王羲明经过不断磨炼,克服千辛万苦取得的丰实硕果,也是我们做好中医工作的基础。

本书重视科学性,体现理论性,突出实践性。其中有经典著作的论述,有基础理论的阐释,还有临床优势病种辨证论治的临床应用。内容丰富,涵盖肿瘤科、中医内科等多个学科,具有较高的学术和实用价值,值得阅读。

中医学是一门非常有实用价值的科学。阅读本书,能够使读者体会到王羲明教授在理论和实践中对中医的科学研究、对中西医结合的创新思维和辨证观点,领略到王羲明教授对中医、中西医结合专业的诸多精彩的论述。

本书在策划和编纂过程中,得到了王羲明工作室成员的热情指导,对此我们真诚地表示感谢。同时,我们也将更加努力,不断进取,为中医药事业的发展做出自己的贡献。

限于编写时间和水平,对于书中可能存在的问题和不足之处,敬请读者指正。

编者

2023 年 9 月

目 录

第一章

从医掠影篇

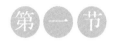

名医简介

　　王羲明,上海市人,1930 年 3 月生。上海市名中医,获国务院颁发的"突出贡献医学专家"称号,享受国务院政府特殊津贴专家。上海市中医医院内科主任医师、肿瘤内科原主任、硕士研究生导师。

　　王羲明从医 76 载,作为国内著名内科学家和中西医临床专家,在中医内科、肿瘤内科的医疗、教学、科研领域成果丰硕,曾荣获"上海市重大科技成果奖""世界传统医学大会国际优秀成果奖""先进工作者奖"等奖励;为上海市非物质文化遗产项目"丁氏内科疗法"代表性传承人,海派传承丁甘仁内科(章次公学术思想研究工作室)项目负责人。

一、师承传授

　　1945—1949 年,王羲明于上海中医学院(现上海中医药大学)医疗系毕业,师承孟河丁济万、吴江黄文东、镇江章次公、武进徐衡之等中医名家,深获真传。王羲明 15 岁学医,1945 年起求学于丁甘仁所办上海中医专门学校(后改名为上海中医学院,现上海中医药大学),为第 29 届毕业生。在丁济万迁居香港后,王羲明于 1948 年至章次公医室,担任助理医务工作,相随章氏 10 余年,得其真传,深谙传统中医理论,传承运用章氏方药治病,常获良效,并收藏章氏学术讲稿、临证验案等诸多重要文献。1950 年王羲明坐堂开业于上海浦东严桥童涵春药号(拥有上海市中字第 2501 号开业证书)。1951 年于上海市杨思区(今属上海浦东新区)第五联合诊所中医内科工作。1952 年考取中央卫生部我国首届中医药研究人员班,进修西医学基础理论。1957 年于北京医学院医疗系(现北京大学医学部)毕业。1957 年毕业后留任北京医学院附属人民医院中医科、内科,从事医、教、研工作,协助徐衡之中医药治疗再生障碍性贫血、肝硬化肝腹水、食管静脉曲张等方面取得突破。得到王叔咸、马万森、钟惠澜、汪绍训等专家的悉心教导,技业日趋精良,成为我国由国家培养的首批精通中西医的高级医药专业人才。1957—1962 年任北京医学院中医教研室讲师,北京医学院附属北京人民医院

(现北京大学人民医院)内科、中医科临床医师。1962年作为人才引进至上海市中医医院,1971年起创建肿瘤内科、肿瘤研究室,为首任主任。作为中医肿瘤学科建设的带头人,1993年退休后,返聘上海市中医医院肿瘤科参加专家门诊工作,2004年起受聘于上海市浦东新区广德中医门诊部肿瘤专科门诊。

二、曾任兼职

王羲明历任上海市中医药学会理事、上海市中西医结合学会肿瘤分会顾问、上海中医药学会肿瘤分会顾问、上海市卫生局中西医结合高级职称评审委员会评委、上海市卫生技术高级职务评审委员会委员、孟河医派传承学会理事、上海市浦东新区孟河丁氏学派分会会长等职。王羲明是中国共产党党员、中国农工民主党党员,曾任中国农工民主党上海市卫生局总支委员及上海市中医医院支部主任委员,同时担任上海中医学院校友总会理事、《中西医结合肿瘤防治杂志》编委、中国中西医结合学会医学影像学专业委员会委员、中华全国中医学会上海分会理事、上海市红十字肿瘤专家咨询服务中心常任专家。

三、论文论著

王羲明善于总结经验,勤于著述。先后主编或参编了《中医治疗疑难杂病秘要》《实用消化病学》《肝胆证治广纂》《现代中医药应用和研究大系·肿瘤》《中医治癌秘诀》《实用中医肿瘤手册》《胃肿瘤治疗学》《中西医结合消化病学》《中西医结合肿瘤学》《实用消化系肿瘤学》《中华现代药膳食疗手册》《肿瘤药膳》《中国中医药年鉴》《海派中医丁氏内科流派系列丛书·章次公学术经验集》《章次公博采众方医案补注》《章次公药物学纲目》等10余部著作,发表论文百余篇。《扶正养阴法在治疗支气管肺癌中的应用》一文曾获全国优秀论文奖。

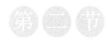

学术影响

王羲明勤奋好学,学贯中西,治学严谨,学识渊博。他以钻研历代中医药文献为先导,探索各家学派特色,继承名家传统专长,弘扬中医学术科学含义,追求精通基础理论,熟练诊疗技术,研究诊治内科疑难杂病,具有丰富的临床经验和独特的学术见解。在《中医杂志》发表《论辨病与辨证》一文,认为"病"是基本矛盾,"证"是主要矛盾。崇尚辨病与辨证的深入研讨乃是历代中医取得发展的重要途径,以阴阳学说是中医学理论体系核心、标本理论动态察病辨证等主张,推动了中医学术的发展。从医70余年,医术精湛,疗效卓著,主张"知行统一观",实行"汇通古今中西,博采众方效药"。认为历代不同时期发展的经方、时方、验方,均为前人宝贵经验总结,继承熟悉其效能,辨别不同适应证而善于运用之,常获奇效。重视整体观念,诊治内科诸多病证,擅长以脏腑虚实辨治为总纲,调整气血、平衡阴阳为重点,在调治脏腑、扶虚泄实、补气养血、滋阴温阳等治则的临床运用方面,具有独到经验,并采用现代检测技术,观察判析中医治效,取得科学结论。如用益肝滋肾法治疗肝硬化,清肝泄浊法治疗肝炎,通利排石法治疗胆、肾结石,健脾和胃法治疗溃疡病,清心凉血法治疗亚急性细菌性心内膜炎,温阳滋阴法治疗再生障碍性贫血等,在《中华内科杂志》《上海中医药杂志》《北医学报》被重点报道,挽救众多危重病症患者。晚年致力于肿瘤防治研究,主张"正"常不足、"邪"常有余,创用扶正攻癌法治疗小细胞肺癌,缩块率达78.5%,居先进行列;消瘿软坚法治疗甲状腺腺瘤,有效率达86.7%,免除患者手术痛苦;对防治癌瘤术后转移、复发和放化疗反应,有增效减毒功效,对癌前期病变的防治,尤为专长。

王羲明因在科研工作中成绩突出,于1977年荣获"上海市重大科学技术成果奖"。其论文于1986年由中华全国中医学会内科学会评定为优秀论文而颁发荣誉证书。由于其工作踏实,1988年中国中西医结合学会及上海市卫生局分别授予其"坚持中西医结合工作三十年,为继承发扬祖国医药学做出贡献"的荣誉证书,他还在1990年光荣地被评为"1987—1989年度上海市红十字会先进会员"并获颁奖状和奖杯。此外,有关他的事迹,曾有记者采访,并分别报道或刊载于《文化与生活》1986年5期、《康复》1987年5期、《农工沪讯》1987年12期、《求医问药咨询指南》1989年1版、《疑难病就医指南——各地名中医介绍》1989年1版、《上海医学学者人名录》1983年版、《中国专家人名词典》1989年首卷等。

上海市中医医院肿瘤科传承团队蓬勃发展、人才济济,王羲明筚路蓝缕,从无到有地创建和领导了上海市中医医院肿瘤科,使之发展成为上海三大中医肿瘤专科之一。作为章次公亲传弟子,王羲明还是"海派中医流派(丁氏内科)传承研究基地建设项目章次公学术思想研究基地"负责人,在基地建设期间通过对章次公学术思想的不断凝练和充实,能够切实地把章次公学术思想体系发扬光大,传承不息。通过梳理传承脉络、整理年谱、历史资料,整理总结、访谈传人、采集影像资料、基地内部学习交流等方式对章次公的学术思想、诊疗特色等进行了深入、细致地研究,并取得了初步成效,建立了"上海市名中医王羲明肿瘤学术工作室",以此为核心形成中医传承梯队。

进入 21 世纪后,王羲明年事已高,上海市中医医院肿瘤科在博士生导师李雁的带领下秉承老一辈中医名家的志愿逐步发展壮大。以李雁主任医师为学科带头人、田建辉为科室主任的上海市中医医院肿瘤临床医学中心,是上海市较早开展中医药和中西医结合治疗肿瘤的专科之一,也是上海市中医医院重点发展的临床学科之一。上海市中医医院肿瘤临床医学中心技术力量雄厚,学术梯队合理,拥有上海市名中医工作室 2 个。病房开设 3 个病区,病床 122 张,在上海市中医医院总院及上海市石门路中医门诊部设有 7 个诊室,拥有 1 个肿瘤研究所,为上海中医药大学中医内科肿瘤专业博士点,承担上海中医药大学中医肿瘤学博士及硕士研究生的培养工作,及大学本科部分临床教学和带教工作,为开展中医及中西医结合防治肿瘤的医疗、科研、教学三位一体的重要基地。上海市中医医院肿瘤临床医学中心在运用中医中药为主治疗肿瘤的同时,积极开展化疗、介入治疗、射频消融治疗、免疫治疗等多种疗法,将多手段、多途径、多方法的综合治疗贯穿于肿瘤治疗的全过程。并有肺癌方、益中蠲瘤方、逐水方、健脾抗瘤方、抗变方等集长期临床经验结晶而成的有效抗肿瘤协定处方,在治疗肿瘤、延长患者生存期、提高患者生活质量等方面发挥了重要的作用。中心积极运用中医特色内外治法,紧密结合放化疗、分子靶向、生物免疫治疗、心理治疗、物理治疗(高强度聚焦超声刀、深部热疗)、微创治疗(微波消融)等多种治疗方式,倡导以人为本、形神并调、精准治癌,不断提高肿瘤患者的综合疗效。2009 年 5 月成立肿瘤热物理治疗中心,引进高强度超声聚焦刀及全身微波热疗技术,通过中医药辨证治疗结合超声聚焦治疗恶性肿瘤,在临床上取得了满意疗效。中心目前已成为国家中医药管理局重点专科、上海市中医优秀专科,并承担多项国家级、省级课题,目前发表论文 140 余篇。

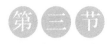

传承发展

一、王羲明弟子

1. **颜仲仪**（1956—） 女，中专，第二代传人。上海市中医医院肿瘤科执业医师。擅长肺癌、肝癌、胃肠道肿瘤、乳腺癌等多种中晚期肿瘤的治疗。

2. **王珊琳**（1956—） 女，大专，第二代传人。上海市中医医院肿瘤科主治医师。擅长肺癌、肝癌、胃肠道肿瘤、乳腺癌等多种中晚期肿瘤的治疗。曾参与编写《中医治疗疑难杂病秘要》等专著，在《中医文献杂志》《上海中医杂志》等专业刊物上发表临床论文 10 余篇。在诊治内科疾病、外科肿瘤和癌前病变、肿瘤术后等方面积累了丰富经验。

3. **陈东林**（1965—） 女，本科，第二代传人。上海市中医医院肿瘤科副主任医师。擅长治疗肺癌、肝癌、胃肠道肿瘤、乳腺癌等多种中晚期肿瘤。从事中西医结合辨证治疗各种肿瘤和临床教学多年，特别是术后、放化疗后的中药辅助培本，主张"祛邪当先固本""因人因时因地治之""辨证治之"，重视癌前病变的辨证诊治。

4. **裴传宝**（1965—） 男，本科，第二代传人。上海市中医医院肿瘤科副主任医师。曾专职学习影像学介入治疗肿瘤疾病、规范化治疗肿瘤疼痛，擅长治疗胃癌、大肠癌、肺癌、乳腺癌、肾癌、前列腺癌及其他肿瘤疑难疾病。在国内核心期刊发表学术论文多篇。

5. **李树芳**（1966—） 女，本科，第二代传人。上海市中医医院肿瘤科副主任医师。重视中医中药在肿瘤防治中扶正祛邪的作用，擅长乳腺癌、卵巢癌、宫颈癌、肺癌、肠癌、胃癌、食管癌、肝癌等的中西医结合治疗及中医中药对放化疗的减毒增效治疗。参与教学科研工作，发表论文多篇。

6. **连强**（1968—） 女，硕士，第二代传人。上海市中医医院肿瘤科副主任医师。擅长各种肿瘤疾病，如肺癌、乳腺癌、消化道肿瘤、胸腺肿瘤、头面部肿瘤等的中医治疗、术后调理以及放化疗的辅助治疗。

7. **方志红**（1975—） 女，博士，第二代传人。上海市中医医院肿瘤二科主任医师,上海中医药大学后备业务专家,兼任上海市中医药学会肿瘤分会委员、上海市抗癌协会胸部肿瘤委员会青年委员。擅长胃癌、肺癌、结肠癌、肝癌及乳腺癌的中西医治疗,掌握肿瘤的生物和靶向治疗,中药治疗减少化疗副反应及提高患者生活质量。主持完成上海市自然科学基金及在研上海市卫生局科研项目多项,发表学术论文20余篇。

8. **赵凡尘**(1976—) 男,硕士,第二代传人。上海市中医医院肿瘤科主任医师。擅长消化系统、呼吸系统及泌尿生殖系统恶性肿瘤的诊治,及恶性肿瘤术后、化疗后的中药调理和综合治疗,熟练掌握恶性肿瘤介入治疗术,运用膏方调治慢性疾病,继承王羲明重视扶正祛邪的中医思路,运用于肺癌、胃癌、肠癌的治疗中,取得了明显的临床疗效。

9. **陈旻**(1963—) 女,本科,第二代传人。上海市中医医院肿瘤科主任医师。擅长消化系统疾病、呼吸系统疾病、代谢综合征及亚健康状态的诊治与调理,对失眠、焦虑症的诊治调理也颇有心得。对中西医治疗恶性肿瘤有较丰富的临床经验,尤其对肿瘤患者的心理调摄及饮食养生颇有心得。

10. **任建琳**(1968—) 女,硕士,第二代传人。上海市中医医院科研处处长。擅长治疗结直肠癌、食管癌、胃癌及肝癌、胰腺癌等消化系统恶性肿瘤,肺癌、鼻咽癌、喉癌等呼吸系统恶性肿瘤,乳腺癌、甲状腺癌、宫颈癌、子宫内膜癌、卵巢癌、前列腺癌等生殖内分泌系统恶性肿瘤;擅长肿瘤术后放化疗、靶向及免疫治疗的中医药调理;擅长应用"扶正祛邪理论"和"络病理论"治疗内科、妇科、老年病疑难杂症及腺瘤、息肉、结节等癌前病变的中医药防治。主持多项国家自然科学基金、上海市科学技术委员会及卫生健康委员会临床课题、上海申康疑难疾病精准诊治攻关项目,发表学术论文90余篇,主编《科学防癌手册》等专著,获得国家授权发明专利3项,获中华中医药学会李时珍创新奖、上海市科技进步奖、上海市优秀发明金奖、上海中医药科技奖及成果推广奖。

11. **李明花**(1978—) 女,博士,第二代传人。上海市中医医院肿瘤科副主任医师。

12. **郭鹏**(1978—) 男,硕士,第二代传人。上海市中医医院肿瘤科副主任医师。

13. **周奕阳**(1977—) 女,硕士,第二代传人。上海市中医医院肿瘤科副主任医师。擅长运用中医外治法结合中医内治法改善恶性肿瘤术后患者的生活质量,提高肿瘤患者的免疫功能,延长患者的生存期。

14. **徐静**(1982—) 女,硕士,第二代传人。上海市中医医院肿瘤科主治医师。

15. **徐夏婷**(1983—) 女,硕士,第二代传人。上海市中医医院肿瘤科住院医师。

16. **朱为康**(1977—) 男,硕士,第二代传人。上海市中医医院肿瘤科主任医师。对乳腺癌、甲状腺癌和妇科肿瘤、肺癌、肠癌、胃癌等有着深入的研究,并且继承了五代家传医术,对各种杂病如头痛、自汗、盗汗、月经不调、抑郁症、慢性腹泻、皮肤湿疹、哮喘、鼻炎等有着独特的疗效。

17. **吴建春**(1983—) 男,硕士,第二代传人。上海市中医医院肿瘤科副主任医师,美国纪念斯隆凯特琳癌症中心访问学者。入选上海市卫生健康委员会"优秀青年"、上海市浦江人才等培养项目。

18. **陆俊骏**(1985—) 男,本科,第二代传人。上海市中医医院肿瘤科住院医师。

19. **吕祥**(1979—) 男,硕士,第二代传人。上海市中医医院肿瘤科副主任医师。

20. **胡正远**(1981—) 男,硕士,孟河医派第四代传人。擅治脾胃病、顽固性失眠、糖尿病及其并发症、哮喘、肾炎、心痛、心悸、月经不调、盆腔积液、卵巢囊肿、乳腺结节、甲状腺结节、肺结节、癌症术后调理,并擅长针药并用治疗痛风、颈椎病、肩周炎、腰椎间盘突出症,及厌食、发育不良等儿科病。

二、团队发展

王羲明跟随中医大家章次公学习 10 余年,得其真传,运用章氏方药治病,常获良效,总结并出版《海派中医丁氏内科流派系列丛书·章次公学术经验集》《章次公博采众方医案补注》《章次公药物学纲目》3 部。作为丁氏内科第三代传人,上海市中医医院肿瘤科对王羲明的学术思想进行了系统总结,并对其早期发表的文章进行了收集和整理,拍摄王羲明专题宣传片。传承队伍定期开展学术思想交流会,对海派中医丁氏内科章次公学术思想、临床诊疗特色等进行了深入、细致地研究。在收集王羲明 70 余年诊疗经验基础上,进行了系统的梳理和总结,出版《王羲明学术经验集》1 部。

2021 年"国医大师"刘嘉湘传承工作室成员田建辉加盟上海市中医医院肿瘤科,在 3 位主任的共同努力下推动了海派丁氏内科在上海市中医医院的发展。目前在学科带头人李雁带领下,围绕恶性肿瘤中医综合防治与康复,组建了一支高水平、专业化的集医、教、研于一体的综合学科团队。学科队伍总计53人,平均年龄38岁,包括中西医临床医师、护士、综合介入、影像、检验、病理,以及临床研究专员、基础研究员、信息与通讯员等,硕、博士学历人员占比达到97.5%。其中有全国优秀中医临床人才4人,全国中医药骨干人才1人,享受国务院政府特殊津贴专家3人。近3年在中华中医药学会、中国中西医结合学会、上海市中医药学会等相关专业学会担任副主任委员6人次、常务委员15人次。其中45岁以下担任相关专业学会常务委员6人次、青年委员9人次。35岁以下承担国家自然科学基金青年基金8人次,省部局级人才项目近20人次。专科内成员围绕优势病种肺癌、胃癌、肠癌、乳腺癌的学科建设形成了稳定的研究方向。充分重视人才发展,学科带头人以身作则,起引领作用,团队成员各司其职,优势互补,有具体的专业研究方向和合适的发展空间,达到创新团队发展与人才培养同步发展,已逐步形成一支老、中、青三代梯队健全,学术结构合理,具有良好学术传承、发展、创新的肿瘤专科团队。

在日常工作中,上海市中医医院肿瘤临床医学中心诊治的病种结构包含呼吸道肿瘤、消化道肿瘤、妇科肿瘤,并确立肺癌、胃癌、肠癌、乳腺癌为中医优势病种,其中肺癌、肠癌、乳腺癌为国家中医药管理局确定的第一批优势病种。本专科坚持以中医综合治疗方案贯穿恶性肿瘤治疗全程,在上海市名中医李雁带领下,聚焦中医优势病种复发转移的防治,以4个中医优势病种作为临床及学术主攻方向,4个优势病种年收治人数占科室诊疗人数近70%,并创立了瑞草胶囊、益肺散结方、补血升白方、菀藤方、逐水方等系列特色中医方剂,融合运用中药内服、针灸、贴敷、熏洗等内、外治法,能有效防治肿瘤的复发转移,不断提高肿瘤患者的综合疗效。

本专科在两任上海市名中医带领下,倡导扶正法治疗恶性肿瘤,建立了行之有效的中医药治疗肺癌、胃癌、肠癌、乳腺癌等常见恶性肿瘤及其并发症和防治肿瘤放化疗毒性反应的中医诊治体系。创建多维肺癌中医思辨模式,采用扶正法治疗原发性肺癌术后,中位生存期及5年生存率为国内领先,达国际先进水平,形成了在肺癌转移防治的业界领先优势,相关成果已经获得上海市科技进步奖一等奖、二等奖在内的4个奖项。根据不同临床分期、癌毒之多寡、正气之强弱,确立了辨病与辨证相结合治疗胃癌的中医综合治疗方案,有效缓解术后胃肠功能紊乱、贫血等术后并发症,可以发挥增效减毒、改善症状、提高生活质量及延长生存期的作用。此外,构建了乳腺癌相关伴随疾病的全方位管理方案,显著改善了患者患肢淋巴回流障碍、乳腺癌内分泌治疗相关脂肪肝、子宫内膜增厚及骨质疏松等伴随疾病；对乳腺癌、卵巢癌的发病机制也进行了深入研究，发表了高水平的科研论文。

聚焦大肠癌复发转移的防治，提出"正虚毒结"的核心病机学说，创立"正虚""邪聚""毒结"三维辨治体系。在上述理论指导下创立的健脾解毒复方和补肾健脾解毒复方，能显著降低术后复发转移风险和延长晚期生存期，基础研究也表明上述复方能有效抑制大肠癌细胞干性表达、增殖、侵袭转移，相关成果达到国际先进水平，并在大肠癌复发转移防治上形成了国内领先优势。有关成果已获得中华医学科技奖二等奖、上海市科学技术奖二等奖、教育部科学技术进步奖二等奖和中华中医药学会科技进步奖一等奖（李时珍医药创新奖）等奖项。

上海市中医医院肿瘤临床医学中心坚持中医思维主导的临床与学术发展模式，从事中医药防治恶性肿瘤的理论构建、临床与基础研究，首创肺癌"正虚伏毒"核心病机制论，联合多学科开展技术及药物创新，承担国家自然科学基金项目19项、上海市重大临床研究专项及省部级基金等多项课题；以学术促临床，目前拥有特色诊疗技术10多项，特色专病专方已申请国家专利，并作为院内制剂广泛临床应用，所带领团队在中医肿瘤领域的基础-临床转化方面积累了丰富的经验，通过高水平、大样本的临床研究证实了本专科在优势病种诊疗方面的临床疗效，同时通过高质量、规范化的临床研究将本专科临床应用20余年的专病专方进行制剂开发申报。

上海市中医医院肿瘤临床医学中心作为上海市西部区域中医肿瘤专科联盟的牵头单位，承担区域内以及更为广泛的疑难急危重症患者的救治和诊疗工作，疑难危重症患者比例逐年升高，病死率逐年降低至不到1%。在"以患者健康为中心"的理念指引下，不断提升肿瘤疑难危重症的中西医综合诊疗能力。肿瘤临床医学中心严格按照肿瘤规范治疗的要求，落实疑难危重症的多学科会诊制度。从制度、流程、资质、培训、能力等方面全面推进疑难危重症救治体系同质化。科室定期组织多学科治疗（MDT），围绕疾病诊疗瓶颈，组织多学科专家联合攻关、持续推进，通过学科交叉融合促进疑难重症救治能力提升。通过强强联合、博采众长，明诊断、定方向、细方案，采用中西医结合治疗，药物及非药物协同治疗成功救治众多疑难及急危重症患者，并已形成规范化常态，实现疑难复杂病症的"一站式"诊治，推动多学科交叉区域医学发展，为更多患者提供高质量医疗服务。各亚专科深入探索肿瘤恶性行为调控机制，为患者提供先进诊疗手段和国际、国内抗肿瘤新药临床研究。科室开展生物标志物指导下精准治疗、绿色疗法适形深部热疗与药物治疗协同增效、全身治疗与介入、射频消融等局部治疗联合应用等临床新技术。

上海市中医医院肿瘤临床医学中心针对晚期肿瘤合并感染性发热、重度贫血、血小板减少、肝功能不全、肾功能不全、高胆红素血症、低蛋白血症、低钾血症、高钙血症、高钠血症、弥散性血管内凝血等并发症患者，制定危急重症诊治流程及临床路径，通过影像学及病理学检查评估，对晚期肿瘤出现肝转移、肺转移、脑转移、骨转移、脑膜转移、骨髓转移等多脏器衰竭患者，进行规范化、个体化、全方位系统治疗及专业性、及时性、完整性医疗护理服务，在危急重症诊疗过程中重视经方运用，积极融入中医思维，提高临床重症的疗效。

上海市中医医院肿瘤临床医学中心作为国家中医药管理局第二批中医医疗技术贴敷疗法协作组牵头单位及上海市中医非药物疗法中心，长期聚焦中医特色技术的传承与创新工作，针对临床肿瘤诊治过程中的热点、难点问题开设中医特色专科 8 项，拥有中西医特色诊疗技术 10 多项，特色专病专方已申请国家专利，并作为院内制剂广泛临床应用。此外专科内还有胸腹水外敷疗法、中医定向透药、中药灌肠、耳穴压丸、穴位贴敷等多种中医特色技术，比如针对肿瘤相关性疲劳，选用健脾方（制半夏、丁香、吴茱萸、茯苓等）穴位敷贴，取穴血海、阳陵泉、丰隆以健脾扶正，提高免疫力；针对化疗手足综合征患者予泡洗方（红花、艾叶、川牛膝、赤芍）中药泡洗以活血通络，改善手足麻木、脱屑等症状；针对癌性胸腹水患者，选用逐水方外敷配合远红外线减轻胸腹水；针对乳腺癌术后上肢水肿患者，创新性地将温阳利水中药内服及利水消肿中药外敷相结合，并配合激光灸的局部温通作用，有效地改善了淋巴水肿问题。以中医理论为指导，将传统中医特色技术与现代科学技术相结合，"中医药结合高能聚焦超声治疗腹盆腔恶性肿瘤的诊疗方案"（SHDC12014127）获得上海市市级医院新兴前沿技术联合攻关项目资助，积极发挥了中医特色技术在肿瘤临床诊疗中的作用。目前中医特色技术在临床诊治中的比例已近 90％，在改善患者生活质量，减轻放化疗毒副反应，改善癌因性疲乏、肿瘤相关性失眠、肠梗阻、乳腺癌上肢淋巴水肿等各方面都发挥了不可替代的作用。并通过亚专科师带徒、教学查房、业务学习等模式，将专科内的中医特色技术传授给科室团队成员，目前各项中医特色技术都已构建培养了传承人员，并已能熟练运用。

上海市中医医院肿瘤临床医学中心拥有上海市名中医 2 人、全国中医临床优秀人才 4 人，设有王羲明名中医工作室，对中医传统经典的学习尤为重视，在工作中将传统中医师承教育与现代学院培养模式有机结合，通过师带徒、侍诊抄方、教学讲课、经典考核、中医经典查房、病例讨论等方式，进行中医经典典籍的学习,以及对名老中医学术思想及临证经验整理,提高专科医师对临床辨病辨证的能力,编纂出版《中医肿瘤临证精编》1部。

上海市中医医院肿瘤临床医学中心利用现有学科优势及特色中医技术,聚焦恶性肿瘤复发转移难点以及患者生活质量改善方面,牵头开展了多项全国多中心临床研究项目,在恶性肿瘤复发转移防治以及肿瘤并发症治疗方面形成了领先优势。

1. 临床科研的主要方向和内容

临床科研方向一:肿瘤复发转移的中西医综合防治研究。

(1)建立肺癌转移的正虚伏毒理论,建成了中医药防治肺癌的多维立体决策和诊疗方案,证实了"扶正祛邪法"指导下的诊疗方案对肺癌防治的有效性。大样本队列研究证实扶正祛邪方组 1 年、3 年、5 年累积复发转移率分别为 11.7%、34.6%、48.2%,对照组分别为 23.4%、53.2%、65.3%,治疗组的中位无进展生存时间为 65 个月,对照组为 32 个月,达到国内领先水平。

(2)在"正虚毒结"核心病机的认识下,健脾解毒和补肾健脾解毒复方分别在降低术后复发转移风险和延长晚期生存期上显示出优势。大样本、多中心双向队列研究结果表明,健脾解毒复方能提高Ⅱ~Ⅲ期大肠癌 5 年累积无病生存率(Ⅱ期:50.2% 比 63.1%,Ⅲ期:22.0% 比 43.3%)。补肾健脾解毒复方联合化疗能延长转移性大肠癌总生存期(26.1 个月比 39.1 个月);随机对照研究的结果表明,该复方联合间隔化疗治疗转移性大肠癌非劣效于标准化疗,且在生活质量上优于标准化疗,达到国际先进水平。

临床科研方向二:中西医联合治疗优势病种减毒增效作用研究。

(1)前瞻性随机临床研究证实,以"扶正祛邪法"为原则的中药复方配合化疗,可提高晚期肺癌患者临床总有效率,并能改善临床症状,提高生存质量,对化疗有增效减毒作用。以扶正祛邪为组方原则的中药复方益肺散结胶囊配合化疗,总有效率为 43.55%~44.46%,显著优于单一化疗组 31.25%~32.50%,且在中医症状、生活质量及化疗不良反应改善方面均优于单纯化疗。

(2)建立以健脾抗瘤中药内服为主,结合中医非药物治疗(针刺、灸法、穴位贴敷)组成中医综合治疗方案,以缓解早中期胃癌患者术后不良反应,改善远期预后,提高晚期患者生活质量。

2. 代表性成果产出情况 近年来围绕上述优势病种开展研究,累积承担国家自然科学基金 19 项、省部级项目 40 余项,获得各项奖励 6 项,主编专著 6 部,授权专利 12 项,发表论文 160 篇,其中在包括《中医杂志》《中国中西医结合杂志》等中国科学引文数据库(CSCD)发表论文 40 余篇,SCI 论文 46 篇,最高影响因子 IF＝32 分,IF≥10 分以上论文 4 篇,获得总资助经费近 2 600 万元。

上海市中医医院肿瘤临床医学中心全体同仁将继承上海市名中医王羲明"扶正固本,祛邪泄实"的学术思想,秉承"以患者为中心"的服务理念,传承精华、守正创新,坚持中西医结合,不断提高恶性肿瘤的防控效率。

第二章

学术探析篇

一、癌瘤正虚邪积,治当扶正消积

王羲明根据数十年临床工作经历和丰富的医疗实践经验,在长期防治癌瘤过程中体会到癌症患者"正"常不足,"邪"常有余。机体正气旺盛,邪气则不能入侵体内,疾病就不会形成。所谓"正气存内,邪不可干""邪之所凑,其气必虚"。当各种内外致病因素导致正气相对虚弱时,邪气就会入侵机体而产生疾病。癌瘤疾病形成后,如果正气能够得到恢复或者邪气并不强盛,则正气可驱除邪气外出,癌瘤疾病就有可能缓解。反之,如果正气进一步虚弱或邪气过于强盛,正气不能驱邪外出,癌瘤疾病就可能继续进展和加重。

人类生存在自然界当中,其生理、病理无时无刻不受到自然环境的影响。在大多数情况下,人们总是能够保持健康的状态,"阴平阳秘,精神乃治"。机体的正气在防治包括肿瘤在内的一切疾病发生过程中占有主导地位。肾藏精,主生长发育,为先天之本,脾主水谷运化,气血生化之源,为后天之本。无论什么原因引起人体正气不足,都不可能离开五脏,其中又与脾、肾两脏关系最为密切。五脏生理、病理,不外乎气、血、阴、阳。在研究正气不足和癌瘤发病互为因果关系中,若以气、血、阴、阳为纲,五脏虚弱为目,则能提纲挈领,可以指导临床工作。

中医对于内部"虚损"的认识,《难经·二十二难》云:"《经》言是动者,气也;所生病者,血也。邪在气,气为是动;邪在血,血为所生病。气主煦之,血主濡之。气留而不行者,为气先病也;血壅而不濡者,为血后病也。故先为是动,后所生病也。"无形者谓之气,气病称"是动";有形者谓之血,血病称"所生病"。可见,内伤疾病的发生发展过程,是从无形到有形的过程。肿瘤实邪的形成,其正气不足的机制亦无外于此种规律。肿瘤的发生、发展,往往也有一个量变到质变的过程,如《素问·举痛论》对癌瘤积聚病的形成有如是论断:"血气稽留不得行,宿昔而成积。"其中的"宿昔"指的便是一个长期的量变过程,方能使得"血气稽留"成为"癥瘕积聚"。正气不足还可导致多种癌瘤的产生和进展,有时癌瘤成为一种起病隐匿、进展迅猛、证情险恶的疾病,能迅速并持续损害人体正气,临床常见正气不足与进展迅速的癌瘤疾病互成因果,恶性循环,以致病情迅速加重。由于"正邪交争"状态常出现在各种癌瘤病的过程中,所以,必须对"正邪交争,互成因果,交替促进"状态有充分的认识,只有有了理性认识,治疗癌瘤疾病坚持不断扶助正气,才有可能提高疗效。

《灵枢·刺节真邪》提出"瘤"是"邪气居其间……久留而内著",《医宗必读·

积聚》载:"积之成也,正气不足,而后邪气踞之……正气与邪气,势不两立,若低昂然,一胜则一负,邪气日昌,正气日削,不攻去之,丧亡从及矣。"提出正虚邪实,搏结成为癥积之病因病机。《灵枢·九针》曰:"四时八风之客于经络之中,为瘤病者也。"《诸病源候论》曰:"其经虚,为风寒气客之,则血涩结成痈肿。"又说:"血气伤损,腑脏虚弱为风冷所乘,搏于脏腑,与气血相结,故成积聚。"说明外风寒邪乘虚人体可引致癌瘤。《外科正宗》称:"忧郁伤肝,思虑伤脾,积想在心,所愿不得志者,致经络痞涩,聚结成核……名曰岩。"《外科全生集》谓:"岩……此因哀哭忧愁,患难惊恐所致。"说明精神遭受刺激可致癥瘕,过食肥甘厚味损伤脾胃运化功能,酿痰生热,滞于经络,均为癌瘤之病因病机。

王羲明经过对古代医籍文献的研读及数十年的临床治癌经验,提出癌瘤是全身疾病的局部表现:癌瘤形成,主要由内、外因素构成。外因多为饮食不节,过食肥甘厚味,导致难于运化,使湿浊瘀滞,壅热酿毒,损伤肺、胃等脏腑经络;内因多为素体亏弱,后天失于调养,正气不足,病久复能伤正,年老亦使气血阴阳衰竭,更能助邪内侮,成脏腑癥积。总之,癌瘤的发病机制为正虚邪实:正虚是本,邪实是标。即在"正虚脾肾亏弱"基础上,随着"湿热""痰凝""瘀阻""蕴毒"的侵袭,经络损伤,进而引起脏腑亏损,积久导致恶变而促进癌瘤形成。总之,癌瘤的病因病机是"正虚邪实",故须树立"扶正祛邪"方针,才是针对癌瘤疾病的正确治疗原则。

王羲明认为治疗癌瘤应重视整体观念,要以脏腑虚实辨治为总纲,充实气血,调整阴阳为重点,将调治脏腑、扶虚泻实、补气养血、滋阴温阳等治法运用于癌瘤临床,多能发挥中医药的独特长处,获得显著疗效。

二、以病统证,病证结合

张仲景《金匮要略》述"辨……病脉证治",开启辨证与辨病结合之创举。王羲明遵循仲景,主张防治癌瘤亟须贯彻辨证与辨病结合的原则。当代中医的诊疗模式主要有以下几种:传统模式,即中医辨病与辨证相结合;中医辨证论治模式,即证因脉治,方证相应;中医辨证与专方专药的应用模式;西医辨病与中医辨证论治相结合模式;西医辨病与专方的应用模式;无病从证、无证从病模式等。在当代医疗实践中,西医辨病与中医辨证论治相结合的模式应用较广泛,这是因为这种模式体现了中医经典理论与经验的传承以及东西方医学科学与文化的优势互补。以病统证是病证结合研究的最佳切入点。病和证的关系,表现在同一疾病可以有不同的证,而不同的疾病可以有相同的证,证在横向方面涉及许多疾病,如胃脘痛是消化性溃疡、胃炎、胃痉挛、胃下垂等病的主症,而将不同的疾病进行横向联系,发现部分病例尽管疾病的诊断不同,却有着共同的证候,"证同治亦同,证异治亦异",将西医的辨病与中医辨证相结合,本身就体现了中医学同病异治、异病同治的原则,分别体现了异中求同、同中求异的辨证思想。首先,在病证诊断上,中医学更重视强调微观识病和局部辨病。中医以望、闻、问、切四诊为诊查疾病的主要手段,这一诊查过程要了解、观察和掌握各种不同疾病的不同局部的每一个细微变化,如对舌象的观察,舌体胖瘦、舌体形态、舌苔厚薄、润燥与腐腻;对脉象要分辨脉体、脉率及部位;小便要分清、浊、白、黄、赤等不同;痰液要看稠、稀、黄、白或是否带脓血等。医生就是根据这些局部的细微变化来对病证做出整体的认识和诊断,对病症的性质、深浅、部位等进行具体的判定。其次,在治疗上,中医学更是大处着眼、小处入手,先辨具体疾病、具体部位、具体病变、具体证候、具体舌象、具体脉象,分别施以相应的具体治法,选择相应的方药,或实施针灸、推拿、熏洗、砭石、导引等治疗方法,从而使这些具体病症得以减轻或恢复。病情是不断发展变化的过程,需要我们面对整体进行中医干预治疗,把证型纳入指导治疗的一个依据。辨证是以中医"四诊八纲"方式,认识和辨别疾病的病因、病机及传变规律,并分辨为不同时段的证型,然后确定不同证型的治疗,本属中医诊断学、治疗学的精髓,例如癌瘤早期辨证分为气滞、痰凝、血瘀、热毒,晚期辨证分为气血亏虚、肝肾阴虚、脾肾阳虚。而辨病是应用西医学的物理、生化、细胞病理等检测技术,可以作为四诊的延续和深化,做出相对准确的诊断,从病理学的角度确定治疗原则,促使机体修复,并以病统证,把辨病与辨证有机结合,这样既能扩大视野,使得认识全面,诊查清楚,使诊断与治疗更能切合实际病情,又能采取正确措施,从而获得较好治疗效果。如病之早期治以清热化湿、消痰软坚、活血化瘀、解毒抗癌;病之晚期因病日久,治以益气养血、滋阴温阳、健脾和胃、补益脾肾。

中医辨证论治肿瘤,从整体观念出发,将四诊所收集的资料进行综合分析,运用八纲辨证、脏腑辨证、病因辨证、经络辨证等理论,辨清疾病的原因、性质、部位以及邪正之间的关系,概括判断为某种性质的证候,以此确定相应的治疗原则和方法。肿瘤患者的临床表现主要由癌毒酿生,发展中基于体质状况、病灶部位、疾病阶段、脏腑功能障碍,从而呈现出来兼证,针对主要矛盾辨证而选方。如结肠癌晚期的患者,癌毒内蕴所致便秘,气机升降失常、腑气不通,病在气分、胃、大肠,治疗就应抓主症,首选运化脾胃、降气通腑之品。中医辨病论治肿瘤,是针对疾病发展过程中的基本矛盾而论,这一基本矛盾既可是共同的病因、病机,又可是共同的病理产物。其主要侧重在对疾病病理变化全过程的认识,要显著明确其定位、定性,主要体现在对疾病病因病机、症状体征及证候特点的宏观总体认识,对具体论治起到整体指导作用,从而很好地避免了随证变法的被动应付。然而恶性肿瘤的发生、发展、转归及预后都有其特殊的规律,与六淫邪气、内生五邪均不相同,运用气滞、血瘀、痰凝等传统病理观点是不能全面地反映、把握恶性肿瘤特点的。

在中医诊治恶性肿瘤过程中,辨证往往缺乏客观指标,四诊采集资料带有主观性,同一肿瘤患者,不同医生收集望、闻、问、切资料,会有很大差别,这就削弱了辨证的客观性;辨病论治存在因注重机体的局部变化而忽视整体状态变化的弊端,同一肿瘤患者在疾病的各个阶段情况不断变化,多种病理机制相互关联、复合一起,辨病很难灵活表达症情的复杂多变性。对于肿瘤患者来讲,无论是辨病论治还是辨证论治都不会全面、客观、准确地把握肿瘤及病机、程度及其预后转归。把中医的整体辨证论治与西医微观的病理知识相结合,在"肿瘤"的共性中找到个性,在个性中把握共性,不失为行之有效的方式。

肿瘤疾病有其自身的特点和发生发展规律,西医学的诊查手段延伸了中医的四诊,这里的辨病不限于西医病位、病理的科学知识,而是在中医理论指导下参照西医知识,结合中医治疗肿瘤的实践,对"病"的概念赋予了新的内涵。这种"病证相参"在"肿瘤"疾病的共性中找到个性,在个性中把握共性,参照日益清晰的中药抗癌谱,选用有针对性的中药,不失为现代中医治疗肿瘤行之有效的临证模式。中医针对肿瘤的不同种类、不同阶段,在辨病基础上进行病证结合论治,使整体与局部、共性与个性、原则性与灵活性、静与动有机结合,从不同角度、不同层次进行诊疗,使肿瘤中医治疗更加深入全面,综合考虑制定个体化治疗思路,从而有效提高肿瘤近期疗效及远期疗效。

在辨证论治同时,还须辨病用药,即选择已经现代药理学证实的具有抗癌、抑瘤活性的中药,如具有清热解毒,消痰散结,活血化瘀作用的苦参、紫草、漏芦、蟾皮、天龙、蜈蚣、山慈菇、半枝莲、土茯苓、藤梨根、石上柏、黄毛耳草等;配合口服抗癌中成药,有清热解毒,化瘀散结的柘木糖浆、平消胶囊;防止复发转移的肿节风;还有治疗转移至肝的复方斑蝥胶囊、肝复乐、金龙胶囊;抗癌中药注射液华蟾素、苦参注射液等。应用以上辨证、辨病结合疗法,可提高患者生存质量,防止复发和转移,减少手术、放化疗的不良反应,从而达到显著延长生存期的良好康复治疗作用。

三、健脾固本为第一要务

王羲明临证贯彻"扶正固本"原则,注重"健脾助运"。恶性肿瘤发病是一个复杂过程,尽管外界有各种致癌因素,但归根到底关键取决于人体内环境的失衡,即脏腑、经络等功能失调,亦称"内虚"。而在各种"内虚"中,脾胃虚弱是最重要、最关键的病理基础。

中医"百病皆由脾胃虚而生""人以水谷为本,脉无胃气亦死"等观点认为调理脾胃对于防病治病具有重要意义。"脾"在中医为系统概念,其与胃互为表里,健脾对人体消化系统有直接助益功能,还对免疫系统、血液系统、神经系统和内分泌系统等均有重要影响。中医健脾是一个多系统调理的过程,也是中医药多成分、多靶点和多层次作用,整体与系统治疗思维的应用实践,故健脾与消化道保护、免疫调节、抗氧化、缓解疲劳、改善睡眠和辅助调脂等密切相关。

脾虚气血不足致癌:脾为后天之本,气血生化之源,运化水谷精微。若脾虚运化不足,筋骨、关节、肌肉得不到充养,则肌肉不充、筋骨不坚。同时若脾虚气血化生不足,易受外邪侵袭,营卫失调,发为癌肿。

脾虚湿浊内生致癌:脾虚则运化水液失健,则津液不能流注、浸润关节,则关节失利,屈伸不能。脾喜燥恶湿,而湿邪重浊、趋下,性黏滞,胶着难去,若湿邪内盛,易困脾,脾为湿困,运化失健,加重水湿,二者相互影响,凝而为癌肿。

脾虚痰瘀互结致癌:脾失健运,易内生湿痰、浊瘀。痰浊久聚,气血运行不通,经络闭阻,日久则痰浊、瘀血互结,久而化为癌肿。《医宗必读·积聚》曰:"积之成也,正气不足,而后邪气踞之。"盖脾为后天之本,主运化。正气亏虚为脏腑气血亏损,功能失调,阴阳失衡,主要表现在脾肾亏虚、气血不足两方面。脾胃为后天之本,气血生化之源。脾虚则中焦不运,脾虚则运化失常,精微失布;正气不行,则邪滞得以踞之,水湿停蓄,凝聚不散,结为有形实邪,久则形成癥积。由于病邪日久,耗伤精血,元气亏虚,形体羸弱,易于再感邪气,正衰邪盛,机体抵抗能力低下而癌瘤更易扩散,致使正气更虚,互为因果,恶性循环。脾主统血功能下降也可造成血不能摄,游溢脉外,致成瘀血,积成肿块,可与痰凝,可与气结,相结相搏,化为肿瘤。肿瘤为一种渐进性消耗性疾病,日久必伤脾胃,脾虚生湿,湿滞则脾失健运,气血生化无源,而见食少、腹胀、神疲、乏力、自汗等脾气虚弱的症状。所以健脾固本为第一要务。

早期癌症患者邪毒内盛,兼有脾虚,在接受手术或放化疗等西医为主的治疗后,容易出现体质损伤,这时应使用中医药进行健脾益气,恢复患者体质,提高其机体免疫功能,预防肿瘤复发和转移;而中晚期患者以脾虚为主,此时癌毒内聚,在治疗上应以健脾益气调胃为主,实现提高生活质量、延长生存周期的目标。

四、治癌的用药特色

王羲明善于开拓进取,在癌瘤疾病临床用药方面,具有以下特色。

1. 贯彻"扶正固本"的重要性 王羲明治疗癌瘤贯彻"扶正固本"原则,并注重"健脾助运"为主。恶性肿瘤的发病是一个复杂过程,尽管外界有各种各样的致癌因素,但归根到底,发病的关键还取决于人体内环境的失衡,即脏腑、经络等功能失调,亦称"内虚"。而在各种"内虚"中,脾胃虚弱是最重要、最关键的病理基础。《医宗必读·积聚》曰:"积之成也,正气不足,而后邪气踞之。"盖脾为后天之本,主运化。脾虚则中焦不运,脾虚则运化失常,精微失布;正气不行,则邪滞得以踞之,水湿停蓄,凝聚不散,结为有形实邪,久则形成癥积。所以,重视健脾固本为第一要务。临床常用的健脾药有黄芪、党参、白术、白茯苓、薏苡仁、黄精、山药、白扁豆等。

2. 发挥"祛邪泄实"的治疗作用 王羲明善于辨别癌瘤病在不同阶段的"邪实"证象,做出相应的治疗措施。例如,在癌瘤初始期,如出现"湿滞食积"时,选用苍术、川厚朴、木香、陈皮等燥湿化滞类中药;出现"痰凝"时,选用半夏、陈皮、夏枯草、海藻等化痰软坚类中药;出现"壅热结毒"时,选用板蓝根、鱼腥草、黄芩、黄连、秦皮、白头翁等清热解毒类中药;出现"瘀阻"时,选用桃仁、红花、三棱、莪术等活血化瘀类中药。在癌瘤进展期,出现出血时,选用白及、三七、阿胶、地榆、仙鹤草等收敛止血类中药;出现腹痛时,选用白芍、甘草、川楝子、延胡索等舒挛解痉类中药;出现恶心、呕吐时,选用半夏、竹茹、旋覆花、代赭石等降逆止呕类中药;出现口干无津、吞咽困难时,选用白茅根、芦根、麦冬、石斛、知母、生地黄、天花粉等育阴生津类中药;出现大便秘结时,选用枳实、芒硝、大黄、芦荟等通肠泄实类中药。

3. 防止癌瘤的复发转移措施 王羲明主张在癌瘤患者术后辨证论治基础上,为防止癌瘤的复发转移,应经常配伍增加进入肝、肺经的中草药,如柴胡、香附、郁金、八月札、杏仁、贝母、白果、桑白皮及肿节风、复方斑蝥胶囊等药物,可以有效防止癌瘤疾病的肝转移和肺转移。

五、发挥膏方在治癌中的优势作用

癌瘤是一类全身性疾病的局部表现,局部的癌瘤和整体之间存在着对立而又统一的辩证关系。在治疗癌瘤的同时,必须重视调整全身功能,消除或控制局部癌灶,可以改善全身状况,而全身状况的好转又能增强机体的抗癌能力。总之,二者相互影响,相互制约,又相互促进和统一。膏方,作为传统中医的重要治疗手段,兼有调体治病、补虚祛邪之功,有调、补、防、治四大功效,在恶性肿瘤的防治及后续治疗中发挥着独特优势。

早期的"膏"或"煎"主要用于治病,隋唐时期才出现补益类膏方。秦伯未在《膏方大全》中亦指出五脏六腑的枯燥虚弱,均可由膏方来滋补。现代医学研究表明,膏方能改善患者虚弱体质,提高肿瘤患者自身免疫力,从而达到预防疾病发生,使生活质量明显提高这一重要目标。

中医学认为肿瘤的发生可分为内、外二因,内因为正气虚弱,阴阳失调,气血运行失常,脏腑功能失调等。外邪入侵则是由于人体正气内虚、脏腑功能失调,以致毒邪乘虚而入,蕴结于经络、脏腑,日久导致肿瘤。人体正气亏虚于内不仅是肿瘤发生的内在基础,也与肿瘤的转移、扩散密不可分。

秦伯未在《膏方大全》中指出:"膏方并非单纯补剂,乃包含救偏却病之义。"临床开方会根据肿瘤患者具体临床表现,加入活血行气、清热解毒、软坚散结等药物来祛邪治病。因此,中医膏方兼具调治之功,肿瘤患者也适合吃膏方。

肿瘤术后患者容易出现疲劳、反复感冒、反复咳嗽等,都是抵抗力下降的表现,也就是中医说的正气亏虚,可以通过补益气血、滋阴温阳的膏方改善正气亏虚的状态,从而解决疲劳、反复感冒、咳嗽等困扰。对于手术后没有明显症状的患者可以通过膏方进补,改善免疫功能,防止复发转移。

放疗(照光)属于中医学"热毒"范畴,放疗后患者多容易口干咽燥,局部皮肤及肺部放射损伤,甚至发生严重放射性副反应,可以用清热养阴生津为基础的膏方调治,由于中晚期患者很容易复发转移,所以在膏方中可依据病情再加入解毒活血抗肿瘤中药,加强防止复发转移力量。

膏方善长于发挥调节整体功能的作用,所以膏方适用于经手术、放化疗后癌瘤缓解期的患者。遵循中医"缓则治其本"的治疗原则,在癌瘤缓解期中医多以培本固元膏方为主要治法。当前临床医家由于选治不同脏腑和不同病期的癌瘤疾病,因而对于邪正虚实之间关系的处理,如益气、养血、滋阴、温阳、润肺、培脾、补肾、疏肝、宁心等治则治法的综合运用方面，均有各自侧重点和独特性的见解，相互补充而丰富多彩。

王羲明根据临床"正"常不足、"邪"常有余的实情，充分发挥中医膏方治癌的独特优势，认为扶正补虚疗法治疗中晚期癌瘤的患者，最为恰当；而且可与放化疗法配合应用于癌瘤缓解期的患者；更适用于癌瘤手术以后康复期的患者。膏方主含扶正固本、强壮补虚类药剂，故同样能够用于癌瘤患者各个时期的治疗和康复。与汤剂不同处，膏方剂型在冬季环境下容易保存而不易霉变破坏，容易被机体吸收且能进补较长时间，由此促成膏方能够应用于不同的癌瘤患者，并能广泛地应用于冬令季节而经久不衰。

第三章

心得集锦篇

一、润肺解毒法治疗支气管肺癌

肺癌是起源于肺部支气管黏膜或腺体的恶性肿瘤,是发病率和死亡率增长最快,对人群健康和生命威胁最大的恶性肿瘤之一。近50年来许多国家都报道肺癌的发病率和死亡率均明显增高,男性肺癌发病率和死亡率均占所有恶性肿瘤的第一位,女性发病率占第二位,死亡率占第二位。大量资料表明,长期大量吸烟与肺癌的发生有非常密切的关系。肺癌又称原发性支气管肺癌,是由正气内虚,邪毒外侵引起的,以痰浊内聚,气滞血瘀,蕴结于肺,以致肺失宣发与肃降,以咳嗽、咯血、胸痛、发热、气急为主要临床表现的一种恶性疾病。

(一) 病因病机

根据肺癌的症状特点,将其归属于中医学"肺积""咳嗽""咯血""胸痛"等范畴。但随着中医学的不断发展,研究者们对肺癌中医机制的认识越来越全面。"正气存内,邪不可干""邪之所凑,其气必虚"。正气内虚,脏腑阴阳失调,是罹患肺癌的主要基础,此所谓"积之成者,正气不足,而后邪气踞之"。年老体衰,慢性肺部疾患,肺气耗损而不足;或七情所伤,气逆气滞,升降失调;或劳累过度,肺气、肺阴亏损,外邪乘虚而入,客邪留滞不去,气机不畅,终致肺部血行瘀滞,结而成块。清代顾松园认为:"烟为辛热之魁。"长期吸烟,热灼津液,阴液内耗,致肺阴不足,气随阴亏,加之烟毒之气内蕴,羁留肺窍,阻塞气道,而致痰湿瘀血凝结,形成瘤块。肺为娇脏,易受邪毒侵袭,如工业废气、石棉、矿石粉尘、煤焦烟炱和放射性物质等,致使肺气肃降失司,肺气郁滞不宣,进而血瘀不行,毒瘀互结,久而形成肿块。脾为生痰之源、肺为贮痰之器。脾主运化,脾虚运化失调,水谷精微不能生化输布,致湿聚生痰,留于肺脏;或饮食不节,水湿痰浊内聚,痰贮肺络,肺气宣降失常,痰凝气滞,进而导致气血瘀阻,毒聚邪留,郁结胸中,肿块逐渐形成。中医认为肺癌是由于正气虚损,阴阳失调,邪毒乘虚入肺,邪滞于肺,导致肺脏功能失调,肺气敛郁,宣降失司,气机不利,血行瘀滞,津液失于输布,津聚为痰,痰凝气滞,瘀阻络脉,于是瘀毒胶结,日久形成肺部积块。因此,肺癌是因虚而得病,因虚而致实,是一种全身属虚、局部属实的疾病。肺癌的虚以阴虚、气阴两虚为多见,实则不外乎气滞、血瘀、痰凝、毒聚之病理变化。其病位在肺,但因肝主疏泄,脾主运化水湿,肾主水之蒸化,故与肝、脾、肾关系密切。

（二）治法治则

扶正祛邪,标本兼治是治疗肺癌的基本原则。肺癌早期,以邪实为主,治当行气活血,化瘀软坚和清热化痰,利湿解毒;肺癌晚期,以正虚为主,治宜扶正祛邪,分别采用养阴清热,解毒散结及益气养阴,清化痰热等法。临床还应根据虚实不同,患者具体情况,按标本缓急恰当处理。由于肺癌患者正气内虚,抗癌能力低下,整体虚损情况突出,因此在治疗肺癌过程中要始终顾护正气,注重肺肾,保护胃气,把扶正驱邪的原则贯穿肺癌治疗的全过程。

（三）特色验方

临床以肺部热毒伤津为多见,治以润肺解毒,方用扶正养阴汤加减,方拟生地黄12 g,熟地黄12 g,天冬12 g,麦冬12 g,京玄参12 g,生黄芪30 g,潞党参15 g,芦根30 g,土茯苓30 g,鱼腥草30 g,升麻30 g。

方中生熟地黄、天麦冬、京玄参能增液生津;鱼腥草清肺热,解热毒;漏芦根、土茯苓以解毒消肿取胜;升麻提升达肺,宣发清毒;口渴甚者,加知母、石斛、天花粉、制首乌;脾虚甚者,加云茯苓、薏苡仁、山药、黄精;咳嗽痰多者,加蒸百部、马兜铃、射干、佛耳草;热盛痰血者,加芙蓉叶、野荞麦根、重楼、花蕊石;气滞血瘀者,加八月札、延胡索、两面针、露蜂房。

二、健脾化痰法治疗食管癌

食管癌是发生在食管上皮组织的恶性肿瘤,占所有恶性肿瘤的2%。全世界每年约有20万人死于食管癌,我国是食管癌高发区,因食管癌死亡者仅次于胃癌居第二位,发病年龄多在40岁以上,男性多于女性。食管癌典型的症状为进行性咽下困难,先是难咽干的食物,继而是半流质食物,最后水和唾液也不能咽下。常吐黏液样痰,为下咽的唾液和食管的分泌物。患者逐渐消瘦、脱水、无力。持续胸痛或背痛表示为晚期症状,癌肿已侵犯食管外组织。当癌肿梗阻所引起的炎症水肿暂时消退,或部分癌肿脱落后,梗阻症状可暂时减轻,常误认为病情好转。若癌肿侵犯喉返神经,可出现声音嘶哑;若压迫颈交感神经节,可产生Horner综合征;若侵入气管、支气管,可形成食管、气管或支气管瘘,出现吞咽水或食物时剧烈呛咳,并发生呼吸系统感染,最后出现恶病质状态。若有肝、脑等脏器转移,可出现黄疸、腹腔积液、昏迷等状态。食管癌属于中医"噎膈"范畴,是指吞咽困难、饮食难下,或食入即吐的一类疾病。

（一）病因病机

噎膈病因主要为七情内伤、饮食所伤、年老肾虚、脾胃肝肾功能失调等。《济生方》卷二：“阴阳平均，气顺痰下，嗝噎之疾，无由作矣。”《黄帝内经》中有多种说法，如隔、鬲、膈中、隔塞、鬲咽。《备急千金要方》称作噎塞，又名膈噎、噎、膈、膈气。《医贯》卷五：“噎膈者，饥欲得食，但噎塞迎逆于咽喉胸膈之间，在胃口之上，未曾入胃即带痰涎而出。”《医学入门》卷五：“饮食不下而大便不通，名膈噎。”元代朱丹溪在《丹溪心法》中：“噎膈、反胃虽各不同，病处一体，多由气血虚弱而成。”

年老肾虚，精血渐枯，食管失养，干涩枯槁，发为此病。若阴损及阳，命门火衰，脾胃失于温煦，脾胃阳虚，运化无力，痰瘀互结，阻于食管，也可形成噎膈。机体自身正气的盛衰在食管癌的发生、发展中起着至关重要的作用。噎膈初起以邪实为主，随着病情发展，气结、痰阻、血瘀愈显，食管、贲门狭窄更甚，邪实有加；又因胃津亏耗，进而损及肾阴，以致精血虚衰，虚者愈虚，两种因素相合，而成噎膈重证。部分患者病情继续发展，由阴损以致阳衰，则肾之精气并耗，脾之化源告竭，终成不救。食管癌患者确诊时大部分已进展为中晚期，多数患者出现进行性反复吞咽困难、恶心呕吐、咽下疼痛、声音嘶哑，甚至出血等症状，食管癌的西医治疗仍以手术治疗配合放化疗为首选，但中上段食管癌的手术治疗难度较大，预后较差。一方面，食管癌患者因局部食管肿瘤日渐增大，阻塞食管而影响进食；另一方面，因水谷难入，生化乏源，加之邪气伤正，全身气血津液耗伤，正气日虚。故而噎膈的病位在食管，属胃气所主，与肝、脾、肾也有密切关系。基本病机是脾、胃、肝、肾功能失调，导致津枯血燥，气郁痰阻，血瘀互结，而致食管干涩，食管、贲门狭窄。

（二）治法治则

治疗原则为理气开郁，化痰消瘀，滋阴养血润燥，分清标本虚实而治。初起以标实为主，重在治标，以理气开郁，化痰消瘀为法，可少佐滋阴养血润燥之品；后期以正虚为主，或虚实并重，但治疗重在扶正，以滋阴养血润燥，或益气温阳为法，也可少佐理气开郁，化痰消瘀之品。但治标当顾护津液，不可过用辛散香燥之药；治本应保护胃气，不宜过用甘酸滋腻之品。存得一分津液，留得一分胃气，在噎膈的辨证论治过程中有着特殊重要的意义。

（三）特色验方

临床辨证以痰气交阻为多见，治以健脾化痰，降逆止呕，基本方拟：姜半夏

9 g,广陈皮 6 g,小青皮 6 g,急性子 30 g,淡黄芩 9 g,漏芦根 30 g,土茯苓 30 g,生黄芪 30 g,太子参 15 g,云茯苓 15 g,炒白术 15 g,生薏苡仁 15 g,灵芝 30 g,制黄精 12 g,白及 12 g,煅瓦楞子(先煎)30 g,旋覆花(包煎)9 g。

方用二陈汤为基础,取半夏既善于燥湿化痰,又能和胃降逆;陈皮芳香醒脾,宣畅气机,使脾阳运化而湿痰得除。二药相伍相使,燥湿化痰之力得以增强,茯苓既能渗湿,又能健脾,脾湿无所聚则痰无所生;漏芦、黄芩清热解毒;土茯苓除湿通络;炒白术、生薏苡仁健脾利水,渗湿除痹;再用急性子、煅瓦楞子、白及、青皮与旋覆花行瘀散结,降气止呕,并增生黄芪、太子参、黄精、灵芝,既固护正气,增强免疫力,又助半夏、陈皮和胃降逆,化湿消痰。

三、健脾益肾法治疗胃癌

胃癌是指发生于胃黏膜上皮的恶性肿瘤,目前在世界范围中胃癌是最常见的恶性肿瘤之一,其发病仅次于肺癌。胃癌发病存在有性别的差异,一般男性大约为女性的 2 倍。胃癌是消化系统常见的恶性肿瘤,常隐匿发病,无特异性症状,患者通常以恶心、呕吐等消化不良症状就诊,少部分患者可以出现上消化道出血导致的黑便。胃癌确诊时一般都为中晚期。可以通过上消化道钡餐、胃镜活检等检查手段确诊。中医学将胃癌归属于"胃反""噎膈""胃脘痛""黑便呕血""癥瘕积聚"等范畴。

(一)病因病机

王羲明推崇李东垣的脾胃学说,认为"内伤脾胃,百病由生""元气之充足,皆由脾胃之气无所伤,而后能滋养元气。若胃气之本弱,饮食自倍,则脾胃之气既伤,而元气亦不能充,此诸病之所由生也"。认为对于胃癌的治疗应充养脾胃之气,后天之气充养,则进而元气得以充养,诸病不生。王羲明援引《医宗必读》所述:"脾土虚湿,清者难升,浊者难降,留中滞膈,瘀而成痰。"认为脾土亏虚所致脾虚水湿泛溢,故生痰生湿。再有《景岳全书》所说:"若饮食失节,起居不时,以致脾胃受伤,则水反为湿,谷反为滞,精华之气不能输化,乃至合污下降,而泻痢作矣。"《丹溪心法》称:"翻胃大约有四,血虚、气虚、有热、有痰。"无论内热、外热、痰郁都可化热酿毒,热毒壅塞胃络,终成胃积。又称:"血虚者,四物为主。气虚者,四君子为主。热以解毒为主,痰以二陈为主。"王羲明经过多年临床观察研究发现,患者饮食不节,六淫化热入里,湿热交阻,使气机不和,传导失职,腹气不通,气滞血瘀,结聚成块,内聚于胃。《医宗金鉴·噎膈翻胃总括》谓:"三阳热结伤津液,干枯贲幽魄不通,贲门不纳为噎膈,幽门不放翻胃成,二证留连传导涩,魄门应自涩于行,胸痛便硬如羊粪,吐沫呕血命难生。"患者湿热之邪聚于本虚之胃,日久成块阻塞于胃,从而临床可见胃脘嘈杂、噎膈、反胃、胸闷胸痛、癌瘤阻络导致吐血,预后极差。

(二) 治法治则

王羲明以李东垣脾胃学说"内伤脾胃,百病由生"为依据,采用整体观念、辨证施治的中医思想为指导,将胃癌按中医辨证分型原则分为肝胃不和、脾胃虚弱、痰凝气滞、瘀毒内阻四型,并在各型辨证基本方之上,注重施以健脾益胃,保护胃气之法,使得脾胃受纳健运。在此基础上对胃癌患者进行综合支持治疗,根据胃癌患者的不同分期进行辨证用药,形成了独特的用药特色,从而使患者病情稳定,改善了胃癌患者的生活质量。基于 70 余年的临床经验,王羲明总结出了健脾抗瘤方。

(三) 特色验方

治拟健脾和胃,解毒抗癌。以健脾抗瘤汤为基本治疗方。健脾益气:生黄芪 30 g,党参 15～18 g,白茯苓 18 g,炒白术 18～30 g,生甘草 3～6 g,薏苡仁 12 g,制黄精 12～18 g。疏肝理气:预知子 15～18 g。解毒抗癌:漏芦 30 g,土茯苓 30 g,半枝莲 30 g,藤梨根 30 g。

加减:口干津少,加白茅根 15 g,天冬 9 g,麦冬 9 g;口腔溃疡,加生石膏 30 g,板蓝根 30 g,鱼腥草 30 g;腹部作胀,加猫爪草 30 g,紫草根 30 g,香橼皮 9 g,蚕沙 12 g;胁肋疼痛,加白芍 30 g,香附 12 g,枸杞子 12 g;泛恶呕吐,加姜半夏 9 g,姜竹茹 12 g,公丁香 6 g;嘈杂泛酸,加煅瓦楞子 30 g,淫羊藿 12 g,白及 12 g;大便干结,加瓜蒌 30 g;皮肤瘙痒,加白鲜皮 9 g,地肤子 30 g,苦参片 20 g,蛇床子 9 g,生麻黄 6 g,蝉蜕 3 g;夜寐欠安,加酸枣仁 12 g,香甘松 12 g,合欢皮 12 g;腰酸膝软,加杜仲 12 g,川牛膝 12 g,补骨脂 12 g,仙鹤草 30 g。

此方以健脾益气的四君子汤为基础。集黄芪之益气升阳,温养脾胃,薏苡仁之健脾开胃,利湿除痹。据《本草纲目》载:"薏苡仁属土,阳明药也,故能健脾益胃……胜水除湿。"据研究,薏苡仁的醇提物在动物实验中有抗癌作用,它的不饱和脂肪酸是主要抗癌有效成分。选八月札之舒肝和胃,理气散结,增漏芦之清热消痈,舒筋通络,加土茯苓、半枝莲、藤梨根之清热解毒,祛瘀利湿。综合诸药,均有抗肿瘤的协同作用。

四、升阳解毒法治疗进展期直肠癌

直肠癌是指从齿状线至直肠乙状结肠交界处之间的癌,是消化道最常见的恶性肿瘤之一。直肠癌位置低,容易通过直肠指诊及乙状结肠镜诊断。但因其位置深入盆腔,解剖关系复杂,手术不易彻底,术后复发率高。我国直肠癌发病年龄中位数在 45 岁左右。青年人发病率有升高的趋势。直肠癌是由于正虚感邪、内伤饮食及情志失调引起的,以湿热、瘀毒蕴结于肠道,传导失司为基本病机,以排便习惯与粪便性状改变、腹痛、肛门坠痛、里急后重,甚至腹内结块、消瘦为主要临床表现的一种恶性疾病。

(一) 病因病机

直肠癌属于中医"肠覃""肠中积聚""癥瘕""锁肛痔""下痢""脏毒"等范畴。《灵枢·水胀》谓:"肠覃何如……寒气客于肠外,与卫气相搏,气不得荣,因有所系,癖而内著,恶气乃起,息肉乃生。"晋代王叔和《脉经》谓:"肠癖不脓血,脉沉细流连者生,洪大数身热者死。"直肠癌属中医之"脏毒",病位在肠,但与脾、胃、肝、肾的关系尤为密切。中医认为直肠癌因情志抑郁,脾胃失和,湿浊内生,郁而化热,湿热下注,浸淫肠道,肠道气血运行失畅,日久蕴而成毒,肉腐血败而见腹痛,便中夹有黏液,湿、毒、痰、瘀凝结成块,肠道狭窄,出现排便困难,脾胃逐渐虚弱。其病性早期以湿热、瘀毒邪实为主,晚期则多为正虚邪实,正虚又以脾肾(气)阳虚、气血两虚、肝肾阴虚多见。外感湿热或脾胃损伤导致水湿内生,郁久化热,是发病的重要原因,湿热久羁,留连肠道,阻滞气机,热渐成毒,热伤脉络,致使气滞、湿热、毒聚、血瘀,在肠道结积成块是发病的主要病机环节。

(二) 治法治则

本病病机中心环节是湿热,并由湿热进一步演化而为热毒、瘀毒蕴结于肠中,日久形成结块,故以清热利湿、化瘀解毒为治疗原则。病至晚期,正虚邪实,当根据患者所表现的不同证候,以补虚健脾升阳为主,兼以解毒散结。首先,以调和脾胃为根基,使中焦上下得通、水谷精微上下得度,脾胃气血健旺而为后续的治疗夯实基础;其次,以调和肝脾为保障,调畅肝气使气机畅达、气血循行通畅,健脾益胃使精微输布得所、水谷通降得宜,中焦脏腑相和而防止疾病的复发及转移;最后,以平调寒热阴阳、和解少阳与阳明为手段,使痰湿阴毒得以燥化、火热邪毒得以清解,最终达到使机体阴平阳秘的治疗目的。

(三) 特色验方

临床辨证以脾虚湿热蕴结者为多,治以升阳解毒,方选升阳解毒汤加减,方拟:生黄芪30 g,炒白术15 g,潞党参15 g,制黄精12 g,白茯苓15 g,生甘草3 g,生薏苡仁12 g,漏芦根30 g,藤梨根30 g,半枝莲30 g。

方中重用生黄芪、潞党参、炒白术、白茯苓健脾升阳之品,加用滋阴养血药物制黄精,并在此基础上加用漏芦根、半枝莲、生薏苡仁、藤梨根等清热利湿解毒药,全方共奏健脾升阳、清热利湿解毒之效。

五、温阳散结法治疗甲状腺腺瘤

甲状腺腺瘤属中医"瘿瘤"范畴,是由于情志内伤、饮食及水土失宜等因素引起的,以气滞、痰凝、血瘀壅结颈前为基本病机,以颈前喉结两旁结块肿大为主要临床特征的一类疾病。瘿病一名,首见于《诸病源候论·瘿候》。又有称为瘿、瘿气、瘿瘤、瘿囊、影袋等。

(一) 病因病机

瘿病的病因主要是情志内伤和饮食、水土失宜,但也与体质因素有密切关系。战国时期《庄子·德充符》即有"瘿"的病名。而《吕氏春秋·尽数篇》所说的"轻水所,多秃与瘿人"不仅记载了瘿病的存在,而且观察到瘿的发病与地理环境密切有关。《三国志·魏书》引《魏略》谓:贾逵"发愤生瘿,后所病稍大,自启愿欲令医割之",而曹操劝告贾逵"吾闻'十人割瘿九人死'",这个历史故事说明,在公元3世纪前,已经进行过手术治疗瘿病的探索。《肘后备急方》首先用昆布、海藻治疗瘿病。《诸病源候论·瘿候》指出瘿病的病因主要是情志内伤及水土因素,谓:"瘿者由忧恚气结所生,亦曰饮沙水,沙随气入于脉,搏颈下而成之。""诸山水黑土中,山泉流者,不可久居,常食令人作瘿病,动气增患。"可以看出气滞痰凝壅结颈前是瘿病的基本病理,日久引起血脉瘀阻,以致气、痰、瘀三者合而为患。在纺织厂女工中进行普查时,可发现甲状腺腺瘤患者特别多,其病机大多与阳气不足则无以温化水饮,致痰结有关,故而病机特点为阳虚痰结。

（二）治法治则

总治则为扶正祛邪。本病的辨证需辨明在气在血、火旺与阴伤的不同及病情的轻重。辨在气与在血：颈前肿块光滑，柔软，属气郁痰阻，病在气分；病久肿块质地较硬，甚则质地坚硬，表面高低不平，属痰结血瘀，病在血分。辨火旺与阴伤：本病常表现为肝火旺盛及阴虚火旺之证。如兼见烦热、易汗，性情急躁易怒，眼球突出，手指颤抖，面部烘热，口苦，舌红，苔黄，脉数，为火旺；如见心悸不宁，心烦少寐，易出汗，手指颤动，两目干涩，头晕目眩，倦怠乏力，舌红，脉弦细数，为阴虚。辨病情的轻重：若肿块在短期内迅速增大，质地坚硬，表现有结节，高低不平，或阴虚火旺症状较重，出现高热、大汗，烦躁，谵妄，神志淡漠，脉疾或微细欲绝，均为重症。

治疗以理气化痰、消瘿散结为基本治则。瘿肿质地较硬及有结节，配合活血化瘀；火郁阴伤而表现阴虚火旺，以滋阴降火为主。临床辨证阳虚气滞痰凝，扶正主要以补益阳气，祛邪以疏肝理气、化痰散结为主。又因痰结与气滞均可致血瘀，"病久必瘀"，故而治疗过程中贯以活血化瘀，或养血逐瘀，或补气活血，或温阳活血，辨证施治。

（三）特色验方

治以温阳散结为主，方选消瘿软坚汤加减：淡海藻 30 g，夏枯草 15 g，生艾叶 9 g，牡丹皮 9 g，赤茯苓 12 g，猪苓 12 g，福泽泻 15 g，赤小豆 12 g，嫩射干 15 g，重楼 15 g，王不留行 12 g，苍术 12 g，白术 12 g，白芥子 6 g，川椒目 3 g，上肉桂（后下）3 g。

方中淡海藻、夏枯草、白芥子有消痰结，散瘿瘤的功效；王不留行、牡丹皮有活血消肿之功；生艾叶、川椒目、上肉桂具有温煦气血，阳盛阴敛，加强温阳作用，使气血运行而消散瘿瘤；苍白术能健脾和中化湿；云猪苓、福泽泻、赤小豆均有消肿利水渗湿作用。诸药协同，疗效较好。

六、固本培元膏方治疗甲状腺腺癌

《备急千金要方》及《外台秘要》记载了数十个治疗瘿病的方剂，其中常用到海藻、昆布、羊靥、鹿靥等药，表明此时对含碘药物及用甲状腺作脏器疗法已有相当认识。《圣济总录·瘿瘤门》指出瘿病以山区发病较多，"山居多瘿颈，处险而瘿也"，并从病因的角度将五瘿做了归类，"石瘿、泥瘿、劳瘿、忧瘿、气瘿是为五瘿"。其他医籍中多为："石瘿、肉瘿、筋瘿、血瘿、气瘿。"还有"水瘿""土瘿"等提法。在宋代陈无择的《三因极一病证方论》中对五瘿的临床表现具体描述如："坚硬不可移者,名曰石瘿;皮色不变,即名肉瘿;筋脉露结者,名筋瘿;赤脉交络者,名血瘿;随忧愁消长者,名气瘿。"并谓"五瘿皆不可妄决破,决破则脓血崩溃,多致夭枉"。石瘿多由气郁、湿痰及瘀血凝滞而成,症见颈部肿块,凹凸不平,坚硬不移,可伴有易怒多汗,胸闷心悸,后期可有气管、食管、声带受压症状。

(一) 病因病机

病因主要是内伤七情,忧恚怒气,肝郁气滞;饮食失调,或居住在高山地区,水土失宜,一则影响脾胃的功能,使脾失健运,不能运化水湿,聚而生痰;二则影响气血的正常运行,痰气瘀结颈前则发为瘿病;体质因素:妇女经、孕、产、乳等生理特点与肝经气血有密切关系,遇有情志、饮食等致病因素,常引起气郁痰结,气滞血瘀及肝郁化火等病理变化,故女性易患瘿病。气滞痰凝,壅结颈前是瘿病的基本病理,日久引起血脉瘀阻,以致气、痰、瘀三者合而为患。部分病例,由于痰气郁结化火,火热耗伤阴津而导致阴虚火旺的病理变化,其中尤以肝、心两脏阴虚火旺的病变更为突出。瘿病初起多实,病久则由实致虚,尤以阴虚、气虚为主,以致成为虚实夹杂之证。

(二) 治法治则

固本培元,扶正祛邪为治疗总则。理气化痰,消瘿散结为基本治则。瘿病以颈前出现肿块为基本临床特征。主要由情志内伤、饮食及水土失宜而引起,但与体质有密切关系。气滞痰凝,壅结颈前是瘿病的基本病理,久则血行瘀滞,脉络瘀阻。部分病例痰气郁结化火,而会出现肝火旺盛及心肝阴虚等阴虚火旺的病理变化。治疗瘿病的主要治则有理气化痰、消瘿散结、活血软坚、滋阴降火,应针对不同的证候而选用适当的方药。瘿肿质地较硬及有结节者,应适当配合活血化瘀。肝火亢盛及火热伤阴者,则当以清肝泻火及滋阴降火为主。

(三) 膏方特色

膏方诊治甲状腺癌注重扶正祛邪,达到五脏、阴阳、气血之平衡。方中多补中益气、滋养肝肾、疏肝利胆、化痰散结之品。多以消瘰疬丸、茵陈蒿汤、首乌延寿丹等方组合化裁,组成膏方连续服用,可见长效。

七、扶正攻毒法治疗进展期乳房浸润性导管癌

乳腺癌是指发生于乳腺小叶和导管上皮的恶性肿瘤,是女性最常见的恶性肿瘤之一。现已成为威胁妇女健康的一种常见疾病。中医药学将乳腺癌归属于"乳岩""乳痈"等范畴。

(一)病因病机

乳腺癌的形成,一是内因,素体亏弱,后天失于调养,正气不足,病久复能伤正,年老使气血阴阳衰竭,更助邪内侮;二是外因,多为过食肥甘厚味,难于运化而湿浊沉积为患,加上六淫外邪的乘虚侵袭,致邪浊壅热,痰瘀酿毒,损伤乳络,日久而成乳房癥积。《医宗金鉴》有"乳岩有肝脾两伤,气血凝结而成"的论述,《外科正宗》亦指出:"忧郁伤肝,思虑伤脾,积想在心,所愿不得者,致经络痞涩,聚结成核。"情志伤肝,肝郁而气滞,思虑伤脾,脾虚则痰凝,气滞痰凝,结而成核。《外科问答》曰:"翻花岩……由肝郁不舒,水火鸥张而得,甚不易治。"强调了乳腺癌的发生与"肝失疏泄"密切相关。《格致余论》云:"若不得于夫,不得于舅姑,忧怒抑郁,朝夕积累,脾气消阻,肝气积逆,遂成隐核……名曰乳岩。"《青囊秘诀》对病因病机的论述则更为详尽:"乳岩乃性情每多疑忌……失于调理,忿怒所酿,忧郁所积,浓味酿成,以致厥阴之气不行,阳明之血腾沸。"总之,正虚是本,邪实是标。即在"正虚在肝,脾肾亏弱"基础上,随着"湿热""痰凝""瘀阻""蕴毒"的结聚,损伤乳络,引起局部结核,日久变大质硬,终致乳络成瘤,恶变为癌。据此树立扶正祛邪治疗法则以治之。

(二)治法治则

在病之早期,治以解毒抗癌、清热化湿、活血化瘀;晚期因患病日久,气血渐衰,脾胃不和,脾肾皆虚,治以益气养血、健脾和胃、补益脾肾。在辨证论治的同时,结合辨病用药,选择经现代药理证实具有抗癌或抑癌活性,并具有清热解毒、消痰散结、活血化瘀作用的中药。应用多源性辨证和辨病结合疗法,提高患者生存质量,防止复发和转移,减少手术、放化疗的不良反应,显著延长生存期。

(三)特色验方

以扶正固本,健脾补肾为要务。常用健脾药品有黄芪、潞党参、炒白术、云茯

苓、薏苡仁、制黄精等,常用补肾药品有熟地黄、山茱萸、枸杞子、仙茅、淫羊藿、补骨脂、巴戟天、肉苁蓉、胡芦巴等。发病期治拟清热解毒,消癥除积为主,佐以益气养阴,扶持正气;稳定期治以扶持正气,益气养阴为主,佐以化癥除积;恢复期治以扶正固本,补益脾肾为主,佐以清除余邪。

治以基本方:生黄芪30g,漏芦根30g,炙鳖甲9g,重楼30g,太子参15g,土茯苓30g,鸡血藤30g,黄毛耳草30g,全当归15g,鱼腥草30g,制黄精12g,夏枯草15g,炒白术15g,板蓝根30g,生薏苡仁15g,淡海藻30g,甘枸杞12g,露蜂房15g,生鸡内金9g,煅瓦楞子30g。

加减:乳硬痛甚,加干蟾皮12g,天龙6g,苦参15g,升麻15g,红豆杉3g,半边莲30g,白花蛇舌草30g,肿节风片每次3~6片,日服3次;衰惫力乏,加灵芝30g,仙鹤草30g;恶心呕吐,加姜半夏9g,竹茹9g,陈皮6g;白细胞减少,加虎杖30g,鸡血藤30g。

八、培元补肾法治疗再生障碍性贫血

再生障碍性贫血,简称再障,是由多种原因引起的骨髓造血干细胞缺陷,造血微环境损伤以及免疫机制改变,导致骨髓造血功能衰竭,出现以全血细胞减少为主要表现的疾病。根据起病缓急、病情轻重、骨髓损伤程度和转归等,国内将本病分为急性和慢性两型。根据再生障碍性贫血的临床表现,本病属于中医学"虚劳"范畴。

(一)病因病机

再生障碍性贫血与其他常见的贫血病(缺铁性贫血、营养不良性巨细胞性贫血)比较,本病的患病时间为长,凡是病期长久的,未有不损及肾的。因为肾受五脏六腑之精而藏之,病程时间长久,五脏六腑受损,则肾精必有亏损,故前人有"五脏之伤,穷必及肾"之说。说明了患病日期的长久,更导致肾所藏精气的损害。

再生障碍性贫血患者常无饥饱不节、劳倦等因素。患者往往食欲旺盛、无厌食腹胀等脾胃虚损征象。我们认为再生障碍性贫血基本病机不单纯在骨髓,很可能有更高一级的功能活动,即中医学所指的"肾",我们认为有其理论和实践基础。中医学对"肾"的概念有如下的记载:"肾者,精神之舍,性命之根。"华佗《中藏经》曰:"五志过极则伤肾。""女子七岁肾气盛,齿更发长……三七,肾气平,故真牙生而长极……丈夫八岁,肾气实,发长齿更;二八,肾气盛,天癸至,精气溢泻,阴阳和,故能有子;三八,肾气平均,筋骨劲强,故真牙生而长极……五八,肾气衰,发堕齿槁。""肾者主水,受五脏六腑之精而藏之。"《素问·上古天真论》曰"肾主藏精而化血",均说明了"肾"与精神、生长发育、生殖、造血等功能有关,在调节机体平衡方面起主导作用,我们认为它包括了西医学的中枢神经、体液系统及造血器官的功能。

当"肾气虚"时,阴阳失去平衡,则有"肾阴虚"和"肾阳虚"的现象,"肾为气血之源""肾为精血之海",所以当"肾气虚"时则不能藏精,不能化血而成"精血虚",这是再生障碍性贫血的主要发病机制,"精血虚"则可导致血虚致衄等出血现象,这时阳络伤则血外溢而成吐血、衄血、皮肤出血。阴络伤则血内溢而成尿血、便血、崩中漏下等证。"肾为先天之本""肾为五脏六腑之根",肾与其他脏腑密切有关,肾为水火之宅,五脏之阴气非此不能滋,五脏之阳气非此不能发。五脏六腑均应得而化生之,当肾气虚时,则其他脏腑也因之而受损,更促进了精血虚损现象。如在肾阳虚时则火不能生土而致脾虚,脾虚则中焦不能受气取汁变化而亦可造成精血虚。同时脾虚则不能统血而致出血,又如在肾阴虚时则水不能济火而致心虚,水不涵木而致肝虚,心虚则不能生血,亦致精血虚,肝虚则不能藏血而出血,这是肾气虚而影响其他脏器的不平衡,加重了精血虚及亡血的现象。

(二)治法治则

根据王羲明在临床工作中的体会,再生障碍性贫血主要发病机制是"肾气虚"所致,由肾气虚才表现为精血虚损现象,肾为先天,内寓真阴、真阳,当肾阴、肾阳虚损,则出现面色少色、神疲乏力、心跳气短、头晕耳鸣、出血、发热、性欲衰退等症。肾气虚是再生障碍性贫血的基本原因。本病绝大多数患者进食如常,脾胃受损之象较少,即使有之,亦是由于肾阳式微,不能温养脾土所致。同时,在临床治疗中当采用温阳肾阳,滋补肾阴,以十四味建中汤、右归丸、壮原汤为主的治疗原则以及配合西药的综合治疗后,有效率提高到85.8%。从临床实践中,我们认为肾气虚是再生障碍性贫血的基本原因,而补肾是主要治疗原则,其中肾阳为元气之根,温养肾阳尤较滋补肾阴为重要。

(三)特色验方

方选温养滋补汤:补骨脂15 g,生地黄18 g,熟地黄18 g,生黄芪30,淫羊藿

9 g,制首乌 12 g,潞党参 30 g,肉苁蓉 9 g,枸杞子 24 g,甘草 15 g,肉桂 3 g,鹿角胶 15 g,黄精 18 g。

加减:阳虚重(面色灰萎,心悸气短),加附子 6 g,肉桂改为 6 g,仙茅 9 g,巴戟天 9 g,山茱萸 9 g,紫河车 18 g;阴虚重(发热咽痛),加天冬 12 g,麦冬 12 g,地骨皮 9 g,玄参 9 g,龟甲胶 15 g,鳖甲胶 15 g;食欲不振,加半夏 9 g,陈皮 9 g,苍术 9 g,白术 9 g,茯苓 9 g,甘草 9 g,砂仁 3 g,木香 3 g(六君子汤加减);脉结代,加重甘草为 30 g,酸枣仁 18 g,五味子 6 g,肉桂改为 6 g(炙甘草汤生脉散加减)。

九、扶虚固真法治疗急性白血病

王羲明临证 70 余年,致力于中医治疗肺癌、大肠癌、白血病、淋巴瘤等的研究,秉承章次公"发皇古义,融会新知"的治学理念,强调辨证为本,西学为用,以扶正为先,重视分期论治,基于扶虚固真法论治急性髓细胞性白血病。经验总结如下。

(一) 病因病机

根据急性髓细胞性白血病感染、出血、贫血、久病乏力等临床症状,将其归属于中医学"虚劳""血证""癥瘕"等范畴。现代中医学家结合急性髓细胞性白血病毒邪侵犯骨髓之病机特点,以髓言病位,毒指病因,将髓系来源的白血病命名为"髓毒"。王羲明认为,髓毒虽为毒邪聚于骨髓,但终究属本虚标实之证,其发病根源在于肾精不足,毒邪侵犯,《景岳全书·积聚》有"凡脾肾不足及虚弱失调之人,多有积聚之病"。临床上,急性髓细胞性白血病起病多为老龄患者,肾气渐亏,肾主骨生髓之职衰弱,骨髓空虚,所谓最虚之处,便是容邪之所,外来毒邪侵犯,留著骨髓,耗损气血,煎熬津液,脏腑功能受损失调,肾气、肾精愈损,虚、毒二者恶性循环。病程后期,脾肾阳虚,火不燠土,气血生化无源,加之化疗药物迭进,致大骨枯槁、大肉陷下等肾气衰败之象。故肾精虚损既是发病之始因,亦是急性髓细胞性白血病进展及反复之关键病机。

(二) 治法治则

王羲明提出"扶虚固真"治疗大法。言"扶虚"而非"补虚",意在以药力扶助病后虚损,顺其自然,缓图其功。具体涵盖:① 重补肾填精:肾精充旺,则生髓有源,以抵外侮;又患者化疗之后血象偏低,补肾填精可助气血生长,常用药物如熟地黄、山茱萸、制黄精、枸杞子、山药等。② 重养阴清热:《景岳全书·虚损》云"但虚损之虚,有在阴分,有在阳分,然病在未深,多宜温补……深在阴中之阴分,多有不宜温补者"。急性髓细胞性白血病病位深在骨髓血分,其出血、发热等多为血分有热所致,故扶虚益损多用滋阴凉血宁血之品,如生地黄、墨旱莲、女贞子、玄参等。③ 忌投大方补剂:《临证指南医案·虚劳》指出"王道无近功,多用自有益",《温病条辨·治病法论》亦强调"治内伤如相",久病虚损,加之化疗药物迭进,脾胃运化不及,处方应选药精当,慎用滋腻碍胃之品,且补中兼泻,酌以行消开导之品,避免呆补之弊。固真之法重在固护真元之气,即先天精气,即《灵枢·刺节真邪》"真气者,所受于天,与谷气并而充身也"。肾为封藏之本,《素问·上古天真论》指出"肾者主水,受五脏六腑之精而藏之",肾精虚损之病尤当固密真精,故王羲明临证常遵"补阴之法不宜渗"(《景岳全书·本草正·地黄》)之训,避用牡丹皮、泽泻等渗利之品,而多取张景岳大补元煎、赞育丹、左归丸之意。

王羲明临证将其分为化疗前期、化疗期及化疗后期加以施治,并基于急性髓细胞性白血病肾精亏虚,毒聚骨髓之本虚标实病机特点,以扶虚固真法贯穿始终,辨证调整扶正、祛邪二者主次。急性髓细胞性白血病早期骨髓内白血病细胞大量增殖,代谢旺盛,常表现为一派实热之象,临床可见高热、烦渴、出血等,其出血乃血分有热,迫血妄行所致。但随着病情发展,大量白血病细胞的增殖限制了正常细胞生长,又表现为邪实伤正、正气亏虚之象,可见盗汗、乏力、消瘦等,即《圣济总录·急劳》"急劳之病……心肺壅热,金火相刑,藏气传克,或感外邪,故烦躁体热,颊赤心忪,头痛盗汗,咳嗽咽干,骨节酸疼,久则肌肤销铄,咯涎唾血者,皆其候也"。因此,化疗前期本病患者多呈虚实夹杂之证,其本虚多为热毒伤阴致肾阴不足,标实则为局部热毒聚于骨髓。故治当攻补兼施,宜凉血解毒,滋肾养阴。凉血解毒常以犀角地黄汤、清瘟败毒饮为主。本期祛邪同时,亦不忘扶正,然此时滋肾养阴不宜过用滋腻,王羲明遵"肾欲坚,急食苦以坚之,用苦补之,咸泻之"(《素问·藏气法时论》),常取知柏地黄丸、二至丸之意,以知母、黄柏泻火坚阴,配合生地黄、桑椹、枸杞子、女贞子、墨旱莲等滋肾养阴,以求清滋并举。此外,王羲明指出,治疗低增生性急性髓细胞性白血病患者应以扶正为主,待血常规恢复后方可祛邪解毒。

化疗期间,药毒内侵,戕伐脾胃,耗损肾精,患者多表现为腹胀纳差、恶心呕吐、骨髓造血功能低下等脾胃运化失司、肾精受损之象。此时治疗关键在于缓解药毒对机体的侵害,促进恢复正常功能。王羲明常以香砂六君子汤、平胃散为主健脾和胃助运,此期用药重在运而不在补,故不宜径投大方补剂。若出现骨髓抑制,可酌以扶虚固真之法,取六味地黄丸、左归饮之意,但去渗利温补之品,佐以行消开导之品,使补而不滞,且有和胃之功,取一药多用之妙。

化疗后期主要以肾精受损,气血亏虚,脏腑功能失调为特点,以肾中精气受损、骨髓造血功能低下为主要矛盾,兼有余毒残留。故治当滋肾填精,扶虚固真为主,祛邪解毒为辅。肾为水火之宅,内寄元阴元阳,肾阴通过肾阳的蒸腾气化作用化生肾气。王羲明宗《素问·阴阳应象大论》"精不足者,补之以味",滋肾填精常以大补元煎、左归丸等化裁;温阳选用赞育丹、《太平惠民和剂局方》菟丝子丸之意,在滋肾填精基础上,佐以温而不燥之品助阳化气,以求阴阳互根互滋、阳生阴长之意,且少佐肉桂以鼓舞气血生长。需指出的是,此期不宜骤增温补之品,仍应以滋肾填精固真药为主,可仿仲景肾气丸之体例,于大队补精水之品中少佐辛热之桂、附,意在微微生火,鼓舞肾气,以求"少火生气",避免过用温燥而助火生热之弊。此外,本期余毒未清,故亦需配合攻邪解毒之品,如土茯苓、漏芦、青黛、板蓝根、龙葵、白花蛇舌草等以补泻兼施,标本兼顾,则无闭门留寇之虞。

第四章

验方集萃篇

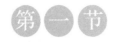

治疗肺癌经验撷菁

中医古籍中并无肺癌这一病名,但与肺癌相似的记载,散见于"肺积""息贲""肺痿""肺花疮""咳嗽""痰饮""咯血""积聚""肺痈""肺疽""胸痛"等病症资料中,尤与"肺积""息贲"相似。

《素问·奇病论》:"病胁下满,气逆……病名曰息积。"《难经》记载"肺之积,名曰息贲,在右胁下,覆大如杯。久不已,令人洒淅寒热,喘咳,发肺壅",较早提出了与肺癌相似症状的病名,即肺积、息贲。宋《圣济总录》也对肺积、息贲有记载,曰:"肺积息贲,气胀满咳嗽,涕唾脓血。"肺花疮与肺癌亦有许多相似之处,清《青囊秘诀》谓:"人有久咳之后,肺管损伤,皮肤黄瘦,咽喉雌哑……人以为肺中痈也,谁知是肺痿而生疮乎? 此等之症,不易解救。"

一、辨证与辨病结合

肺癌主要由于正气亏虚不足,邪气所乘,脏腑失和,气滞血瘀,痰凝毒聚,久而成疾。《素问·刺法论》谓:"正气存内,邪不可干。"《医宗必读·积聚》称:"积之成也,正气不足,而后邪气踞之。"古人的这些论述已经认为"正气亏损"是癌瘤发病的重要因素。王羲明认为肺癌是由于正气虚损,阴阳失调,邪毒乘虚入肺,积滞于肺日久,导致肺脏功能失调,肺气滞郁,宣降失司,气机不利,血行瘀滞,津液失于输布,津聚为痰,痰凝气滞,瘀阻络脉,于是瘀毒胶结,日久形成肺部积块。肺积之症绝非短期形成,必日久气滞血凝,以气、血、痰交阻而成积者为多;积块内聚日久,肺脾之气大伤,营气亏损,气血精液耗竭,故以气阴两虚为本病之根源,然肺癌四大主症咳嗽、气短、胸痛、咳血乃气虚津亏致气逆、气滞、气结、血瘀、血逆之故,实为病之标,且肺为娇脏,主气之宣降,喜润恶燥。因此,肺癌是因虚而得病,因虚而致实,是一种全身属虚、局部属实的疾病。肺癌的虚以阴虚、气阴两虚为多见,实则不外乎气滞、血瘀、痰凝、毒聚之病理变化。病位在肺,但因肝主疏泄,脾主运化水湿,肾主水之蒸化,故与肝、脾、肾关系密切。王羲明主张临床治疗癌瘤,必须贯彻中医学辨证论治与西医学辨病诊疗相结合的方针。辨病是指运用西医学检测技术，如化验、B超、CT、内窥镜、活检技术，明确 TNM 分期、细胞病理学分类、基因检测结果，作为诊断肿瘤疾病的基础。临床上的辨病与辨证结合治疗，就是根据西医学检查结果，得到疾病进程及其转归和预后，然后以病统证，使辨病与辨证有机结合起来，才能最全面地掌握病证全部，据此给予有效的治疗，才称得上是最佳治疗方案。

肺癌患者较早出现的症状通常为咳嗽，患者可有长时间干咳、咳吐少量黏稠白痰或间断性少量血痰，热毒犯肺时可咳吐脓血痰；病情严重者可出现大咯血等危急症。由于肿块压迫胸腔，故患者会有胸闷、气短、压迫感或胸腔钝痛难忍等临床症状。肺积相似症状在古籍记载主要表现为咯血、胸痛、喘息、暗哑等，如《圣济总录》载"肺积息贲，气胀满咳嗽，涕唾脓血"。

病变早期，邪气壅盛，正气亏虚不著，实多虚少，可以以攻邪为主，扶正为辅。《景岳全书》云："凡积聚未久而元气未损者，治不宜缓，盖缓之则养成其势，反以难制，以其所急在速攻可也。"病变后期，正虚明显或虚多实少，应以扶正为主，祛邪为辅，宜顾护正气，缓消积块，不可急攻。《景岳全书·积聚》曰："若积聚渐久，元气日衰，此而攻之，则积气本远，攻不易及，胃气切近，先受其伤，越攻越虚，则不死于积而死于攻矣……盖凡治虚邪者，当从缓治，只宜专培脾胃以固其本。"《活法机要》中说："实中有积，大毒之剂治之，尚不可过，况虚而有积者乎？此治积之一端也。邪正盛衰，固宜详审。"朱震亨在《丹溪心法》中指出："凡积病不可用下药，徒损真气，病亦不去，当用消积药使之融化，则根除矣。"李中梓在《医宗必读》说："盖积之为义，日积月累，非一朝一夕，所以去之，亦当有渐，太亟则伤正气，正气伤则不能运化，而邪反固矣。"清喻嘉言更是提出了"大要缓而图之，生胃津、润肺燥、下逆气、开积痰、止浊唾、补真气以通肺之小管，散火热以复肺之清肃"的治法。

二、用药特色

肺癌患者往往表现为咳嗽痰多、胸闷、气急、发热、痰中带血、胃纳减退、疼痛难忍、口干欲饮、舌质红或紫暗、舌苔薄白或腻、脉细濡或弦数等。王羲明依据长期临诊经验按肺癌患者的临床症状，将肺癌患者分为肺热阴虚、气阴两虚、脾虚痰湿、气滞血瘀四个证型，其中气阴两虚型占多数。而且王羲明发现肺癌患者因"正虚阴伤，热毒旺盛"较为突出，故而集多年经验创立解毒润肺汤为主进行辨证加减治疗，能够达到扶正益气，滋养肺阴，清热解毒的效果。

【解毒润肺汤】生黄芪30 g，漏芦30 g，生石膏30 g，蒸百部30 g，熟地黄9 g，土茯苓30 g，苦参30 g，野百合30 g，麦冬12 g，鱼腥草30 g，天龙6 g，升麻15 g，黄精12 g，野荞麦根30 g。

方中用生黄芪、黄精扶正培本，补中益气；熟地黄、麦冬增液养阴，润肺生津；鱼腥草宣肺散结，解热毒，消痈肿；漏芦泻热解毒，消痈肿，治恶瘤；土茯苓解毒除湿，利关节；升麻升举清阳之气，可解诸药之毒；生石膏清热泻火；蒸百部润肺止咳；野百合养阴润肺；天龙祛风散结；荞麦根清热解毒；苦参清热燥湿。

口渴甚者，加肥知母、川石斛、天花粉、制首乌；脾虚甚者，加云茯苓、生薏苡仁、淮山药、制黄精；咳嗽痰多者，加蒸百部、马兜铃、射干、佛耳草；热盛痰血者，加芙蓉叶、野荞麦根、重楼、花蕊石；气滞血瘀者，加预知子、延胡索、两面针、露蜂房。

该方以扶正益气，滋养肺阴，清热解毒为主，方中生黄芪、制黄精扶正培本，补中益气，熟地黄、麦冬增液养阴，润肺生津，均为扶正益气养阴之品。除此之外肺癌治疗中常用的清热解毒之剂鱼腥草、蒸百部、野荞麦根、苦参等也大剂量运用，以达到清热肺之功。此外，我们还能看到王羲明在运用解毒润肺汤治疗肺癌时，大剂量使用漏芦、土茯苓、百合及升麻。

方中漏芦泻热解毒、消痈肿、治恶瘤，现代药理学研究表明其具有一定抑瘤作用，体外实验研究表明，漏芦的抽提剂大剂量可发挥直接抑瘤抗癌作用，小剂量时可发挥突出的逆转耐药作用，有助于提高耐药细胞株对化疗药的敏感度。此外，有研究表明漏芦与化疗药联合使用，具有杀伤肿瘤的协同增效作用。土茯苓中所含的土茯苓总皂苷对多种肿瘤细胞均有抑制及杀伤作用。百合中的秋水仙碱、百合多糖、百合皂苷等也具有抗肿瘤作用。

除此之外，王羲明在临诊中常常使用大剂量升麻，认为升麻这味中药不仅可用于提升肿瘤患者阳气，而且古籍中记载升麻能解药毒，《本草纲目》中记述升麻能解莨菪、野葛等毒。王羲明认为升麻所解之毒一方面指的是肿瘤之毒，另一方面也指的是方中诸药之毒，以防伤及患者正气。现代药理研究亦发现，升麻类植物的主要化学成分之一肉桂酸衍生物（阿魏酸和异阿魏酸）具有很强的抗炎作用，并且其抗炎作用具有剂量依赖性。药理研究表明，升麻可能通过抑制组胺释放以及调控肥大细胞中某些细胞因子基因的表达而达到抗过敏作用。康凤龙运用单药升麻50 mL煎水300 mL顿服治莨菪子误食中毒，服药后患者面色好转，头痛、腹痛亦渐次转轻，且身溅溅然有汗。陶华清重用升麻（30～40 g）治疗链霉素所致神经性耳聋亦获得较好疗效。因此，王羲明在解毒润肺汤中大剂量使用升麻以达到升阳解毒作用。

三、病案举例

案一

张某,男,65 岁。

[初诊] 2018 年 1 月 20 日。

主诉:化疗后出现胃纳不舒 5 日。

现病史:2017 年 12 月 13 日因"咳嗽 3 个月余,痰中带血 5 日"在西医医院就诊,经检查,发现右肺占位,支气管镜活检结果示小细胞神经内分泌癌。予 2 个疗程 EP 化疗方案(依托泊苷＋顺铂),化疗后出现胃纳不舒,遂来门诊就诊。

既往史:吸烟 43 年,每日 1～2 包,已戒烟 5 年。

西医诊断:右肺小细胞癌。

中医诊断:肺积。

辨证:气阴两虚证。

患者素体亏弱,后天失于调养,正气不足,病久复能伤正,年老亦使气血阴阳不足,更能助邪内侮,积成脏腑癥积,化疗后,正虚显著,兼损阴津,肺为气之主,脾为后天之本,均受影响,故乏力,胃纳不香,口干,便燥,舌尖红,苔薄黄。

治则:扶正祛邪,润肺解毒。

处方:生黄芪 30 g,漏芦 30 g,蒸百部 30 g,麦冬 12 g,潞党参 10 g,土茯苓 30 g,野百合 15 g,生地黄 15 g,炒白术 15 g,鱼腥草 30 g,苏子 9 g,山慈菇 9 g,升麻 30 g,开金锁 30 g,莱菔子 9 g,马勃 6 g,天龙 6 g,14 剂。

[二诊] 化疗 3 个疗程,胃纳不香,夜尿 4 次,大便日 1～2 次,腰背酸痛,苔薄腻,脉细弦。前方去苏子、莱菔子、山慈菇,加石上柏 30 g,黄毛耳草 30 g,陈皮 6 g 以清热解毒利湿,共 30 剂。

[三诊] 化疗 3 个疗程,放疗 10 次。现乏力,嗜睡,咳嗽咳痰,痰黄白相间,胃纳不香,夜尿频多,苔薄腻,脉细弦。放疗后身体愈虚,增加扶正力度,故去马勃、野百合,加仙茅 12 g,淫羊藿 12 g 补肾精温肾阳,14 剂。

[四诊] 化疗 3 个疗程,放疗 20 次。咳已愈,胃纳可,夜尿 3～4 次,苔薄白,脉细弦。正气稍愈,加大祛邪力度,前方去仙茅、淫羊藿,加半边莲 30 g,14 剂。

[五诊] 化疗 7 个疗程,放疗 25 次。左眼发红,精神佳,胃纳可,口不干,无咳嗽,睡眠可,大便日行 2～3 次,苔薄腻,脉弦。予:

生黄芪 30 g,漏芦 30 g,密蒙花 15 g,制黄精 9 g,潞党参 18 g,土茯苓 30 g,青葙子 15 g,生薏苡仁 15 g,熟地黄 12 g,鱼腥草 30 g,杜仲 12 g,炒谷芽 15 g,炒麦芽 15 g,当归 18 g,开金锁 30 g,枸杞子 12 g,香橼皮 9 g,山慈菇 9 g,苦参 18 g,生甘草 6 g,14 剂。

该患者在治疗期间 CT 复查结果示右肺上叶及右肺下叶肿块均较前缩小。通过近 1 年服用中药,患者精神好转,纳增,病情稳定。运用中医药减轻了放化疗的毒副反应,起到有利于放化疗的完成、稳定病灶、提高生活质量、延长生存期的作用。

【按语】患者久嗜烟毒,阴液内耗,致肺阴不足,久则气阴亏虚,加之烟毒之气内蕴,羁留肺窍,阻塞气道,而致痰湿瘀血凝结,乃生癌肿。发病后化疗,导致脾肾俱虚,气血双亏,正气不足,阴阳亏虚,其后又出现肺肾亏虚,而方中重用健脾益肺、解毒化痰之品潞党参、生黄芪、焦白术、白茯苓、枸杞子等,加用滋阴养血药物制黄精、鸡血藤、当归,并在此基础上选用漏芦、半枝莲、生薏苡仁、藤梨根等清热利湿解毒药,再加入柴胡、桑白皮、半夏等引经药物,佐以预知子疏肝理气,防柴胡久用伤阴,并较长时间服用蜈蚣、天龙肉解毒散结药物,遵从扶正祛邪的治疗原则,在提高患者抗病能力的前提下,选用解毒利湿化瘀之药,达到了防止复发转移、延长患者生存期的治疗目的。

案二

潘某,女,58 岁。

[初诊] 2011 年 10 月 31 日。

主诉:咳嗽、痰血 1 年余。

现病史:患者于 2011 年 10 月起,咳嗽频作,痰中带血,口干唇燥,胸膺作闷,夜寐欠安,1 个月前在某肺科医院摄胸片,发现左肺上叶有肺不张阴影,纤维支气管镜示左侧上叶支气管口有新生物阻塞,痰中找到鳞癌细胞。嘱手术治疗,患者对手术存有顾虑,遂来我院就诊。舌边尖红,苔薄黄,脉象细濡。

既往史:吸烟 38 年,每日约 20 支,有慢性胆囊炎史。

西医诊断:左肺上叶中央型鳞型支气管肺癌,伴左肺上叶肺不张。

中医诊断:肺癌。

辨证:气阴两虚证。

治则:增液生津,清热解毒。

处方:解毒润肺汤加减。生地黄 12 g,熟地黄 12 g,天冬 12 g,麦冬 12 g,玄参12 g,鱼腥草30 g,漏芦30 g,土茯苓30 g,绿升麻30 g,重楼30 g,蒸百部30 g,白及9 g,花蕊石30 g(先煎),预知子12 g,金钱草15 g,14剂,宜餐后服。

[二诊] 2012年11月21日。咳嗽如前,发热起伏,左胸隐痛,痰血已止,精神好转。前方加生石膏30 g(打碎先煎),开金锁30 g,板蓝根15 g,紫苏子9 g,60剂。

[三诊] 2012年1月16日。服上方后,咳嗽已轻,精神转佳,咯痰不爽,胃纳不香。2012年1月12日胸片示左肺上叶肺不张阴影较前明显吸收。予:

生地黄12 g,熟地黄12 g,天冬12 g,麦冬12 g,京玄参12 g,鱼腥草30 g,升麻30 g,漏芦30 g,土茯苓30 g,开金锁30 g,紫苏子12 g,葶苈子12 g,木香6 g,白豆蔻3 g(后下),70剂。

[四诊] 2012年3月26日。咳嗽减轻,咯痰欠爽,胃纳增进,体重增加,半年中进食甲鱼20只。2012年3月20日复查胸片示左肺上叶肺不张阴影已消失。予:

生地黄12 g,熟地黄12 g,天冬12 g,麦冬12 g,知母12 g,鱼腥草30 g,升麻30 g,土茯苓30 g,开金锁30 g,板蓝根30 g,土牛膝30 g,葶苈子12 g,白芍12 g,夜交藤30 g,台乌药12 g,14剂。

【按语】本例肺癌经检查证实为左肺上叶中央型鳞型支气管肺癌伴左肺上叶不张,这也是临床上常见的恶性肿瘤,不同患者临床表现各不相同。本例辨证,系肺热邪毒伤津所致,故投解毒润肺方加减治疗后而获良效。方中应用生熟地黄、天冬、麦冬、玄参、知母增液生津,加蒸百部以润肺镇咳;应用鱼腥草、开金锁、重楼、生石膏、板蓝根、牛膝等清肺热,解热毒;更用漏芦、土茯苓以解毒消肿取胜;升麻提升达肺,宣发清毒;白及、花蕊石补肺止血;另加入预知子、广木香、白豆蔻、台乌药理气消滞;紫苏子、葶苈子化痰治饮;夜交藤、炒白芍有养血安神之功;金钱草取清热利胆之效。

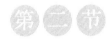

治疗胃癌经验撷菁

胃癌是我国常见的胃消化道恶性肿瘤,占胃恶性肿瘤的95%以上。晚期胃癌患者的生存期仅有6~10个月,Ⅲ期胃癌7年生存率不到15%。王羲明以李东垣脾胃学说"内伤脾胃,百病由生"为依据,采用整体观念、辨证施治的中医思想为指导,将胃癌按中医辨证分型原则分为肝胃不和、脾胃虚弱、痰凝气滞、瘀毒内阻、气血亏虚五型,并在各型辨证基本方之上,注重施以健脾益胃,保护胃气之法,使得脾胃收纳健运。在此基础上对胃癌患者进行综合支持治疗,根据胃癌患者的不同分期进行辨证用药,形成了独特的用药特色,从而使患者病情稳定,改善了生活质量。王羲明总结出健脾抗瘤方,提高了胃癌的临床疗效和远期生存率。

胃癌归属于"胃反""噎膈""胃脘痛""黑便呕血""癥瘕积聚"等范畴。《素问·痹论》曰:"饮食自倍,肠胃乃伤。"《素问·至真要大论》谓:"胃脘当心而痛,上支两胁,膈咽不通,饮食不下,舌本强,食则呕。"《灵枢·四时气》云:"饮食不下,膈塞不通,邪在胃脘。"《灵枢·上膈》称:"下膈者,食时乃出。"《金匮要略》载:"朝食暮吐,暮食朝吐,宿谷不化,名曰胃反。"王羲明熟读古籍,精研医术,结合多年临床实践经验,发现这些描述与西医学晚期胃癌的幽门梗阻引起呕吐宿食的临床表现颇为一致。他推崇李东垣的脾胃学说,认为"内伤脾胃,百病由生";又说:"元气之充足,皆由脾胃之气无所伤,而后能滋养元气。若胃气之本弱,饮食自倍,则脾胃之气既伤,而元气亦不能充,此诸病之所由生也。"认为对于胃癌的治疗应充养脾胃之气,后天之气充养,则进而元气得以充养,诸病不生。

王羲明援引《医宗必读》所述:"脾土虚湿,清者难升,浊者难降,留中滞膈,瘀而成痰。"认为脾土亏虚致脾虚水湿泛溢,故生痰生湿。再有《景岳全书》所说:"若饮食失节,起居不时,以致脾胃受伤,则水反为湿,谷反为滞,精华之气不能输化,乃至合污下降,而泻痢作矣。"《丹溪心法》称:"翻胃大约有四,血虚、气虚、有热、有痰。"无论内热、外热、痰郁都可化热酿毒,热毒壅塞胃络,终成胃积。又称:"血虚者,四物为主。气虚者,四君子为主。热以解毒为主,痰以二陈为主。"王羲明经过多年临床观察研究发现,患者饮食不节,六淫化热入里,湿热交阻,使气机不和,传导失职,腹气不通,气滞血瘀,结聚成块,内聚于胃。《医宗金鉴·噎膈翻胃总括》谓:"三阳热结伤津液,干枯贲幽魄不通,贲门不纳为噎膈,幽门不放翻胃成,二证留连传导隘,魄门应自涩于行,胸痛便硬如羊粪,吐沫呕血命难生。"湿热之邪聚于本虚之胃,日久成块阻塞于胃,从而临床可见胃脘嘈杂、噎膈、反胃、胸闷胸痛、癌瘤阻络导致吐血,预后极差。王羲明广纳医籍和自己多年不断积累的临床经验,总结出胃癌的病因病机及其预后极差的转归实质,对临床胃癌的发生、发展变化的诊断有指导作用。

王羲明经对古医籍文献的探索和数十年的临床治癌经验发现,胃癌是全身疾病的局部表现。胃癌的形成主要由内外因素构成。外因多为饮食不节,过食肥甘厚味,难于运化,使湿浊瘀滞,壅热酿毒,损伤胃络;内因是素体亏弱,后天失于调养,正气不足,病久复能伤正,年老亦使气血阴阳衰竭,更能助邪内侮,积成胃腑癥积。总之,胃癌的发病机制为正虚邪实,正虚是本,邪实是标。即从"正虚脾肾亏弱"基础上,随着"湿热""瘀阻""蕴毒"的侵袭,使胃络损伤,引起腹痛、黑便、呕血,积久导致恶变而成癌肿。在胃癌的治疗上,从辨病与辨证综合考虑用药组方,延长了患者的生存期,提高了患者的生存质量。

一、辨证与辨病结合

辨病与辨证结合治疗,根据西医学检查结果,掌握疾病进程及转归、预后,以病统证,根据疾病进展不同阶段的中医辨证,区分不同证型。如胃癌早期辨证属气滞、湿热、血瘀,晚期辨证多属气血亏虚、肝肾阴虚、脾肾阳虚。因此,在病之早期,治以清热化湿,活血化瘀,解毒抗癌;晚期因患病日久,气血渐衰,脾肾多虚,治以益气养血,健脾和胃,补益脾肾,在辨证论治的同时,还须辨病用药,即选择经现代药理证实具有抗癌或抑癌活性的中药,如具有清热解毒,消痰散结,活血化瘀作用的漏芦、苦参、蟾皮、天龙、蜈蚣、紫草、半枝莲、土茯苓、藤梨根等,配合口服抗癌中成药;解毒化瘀散结的拓木糖浆、平消胶囊,防止复发转移的肿节风,还有用于胃癌肝转移的复方斑蝥胶囊、肝复乐、金龙胶囊;抗癌中药注射液有华蟾素、苦参注射液等。应用王羲明的辨证和辨病结合疗法,能提高患者生存质量,防止复发和转移,减少手术、放化疗的毒副反应,从而达到显著延长胃癌生存期的目的。

二、用药特色

治疗胃癌应贯彻"扶正固本"原则,首重"健脾益肾"措施,尤以"健脾助运"为主。恶性肿瘤的发病是一个复杂过程,尽管外界有各种各样的致癌因素,但归根到底,发病的关键还取决于人体内环境的失衡,即脏腑、经络等的功能失调,亦称"内虚"。而在各种"内虚"中,脾胃虚弱是最重要、最关键的病理基础。《医宗必读》曰:"积之成者,正气不足,而后邪气踞之。"《景岳全书》谓:"凡脾肾不足,及虚弱失调之儿多有积聚之病。盖脾虚则中焦不运,肾虚则下焦不化,正气不行,则邪滞得以居之。"盖脾为后天之本,主运化。脾虚则运化失常,精微失布,水湿停蓄,凝聚不散,结为有形实邪,久则形成瘀积。所以,重视健脾固本为第一要务。临床常用的健脾药有黄芪、潞党参、白术、白茯苓、薏苡仁、制黄精等。

王羲明善于针对胃癌不同阶段的"邪实"征象,采取相应的治疗措施。在胃癌初始期,如出现湿滞食积,选用苍术、厚朴、木香、陈皮等燥湿化滞类中药;出现痰凝,选用半夏、陈皮、夏枯草、海藻等化痰软坚类中药;出现内热结毒,用黄芩、黄连、秦皮、白头翁等清热解毒类中药;出现瘀阻,选用桃仁、红花、三棱、莪术等活血化瘀类中药。在胃癌进展期,出现出血,选用白及、三七、阿胶、地榆、仙鹤草等收敛止血类中药;出现腹痛,选用炒白芍、甘草、川楝子、延胡索等舒挛解痉类中药;出现恶心、呕吐,选用姜半夏、姜竹茹、旋覆花、代赭石等降逆止呕类中药;出现口干无津,吞咽困难,选用白茅根、芦根、麦冬、川石斛、知母等育阴生津类中药;出现大便秘结,选用枳实、芒硝、大黄、芦荟等通肠泄实类中药。

防止胃癌的复发转移,在胃癌患者术后辨证论治基础上,应经常配伍入肝、肺经的中草药,如柴胡、香附、广郁金、预知子、杏仁、贝母、白果、桑白皮、肿节风、复方斑蝥胶囊等药物,以防止胃癌的肝转移和肺转移。

在胃癌手术后、放化疗时,应配合使用可以缓解手术、放化疗导致的各类毒副反应的中草药。如出现纳呆腹胀,选用党参、白茯苓、木香、砂仁等健脾理气类中药;出现乏力、色萎,选用黄芪、当归、熟地黄、仙鹤草等益气补血类中药;出现腰脊酸痛,选用杜仲、狗脊、枸杞子、补骨脂等壮筋补骨类中药;出现骨髓抑制,选用鹿角胶、紫河车等温肾补髓类中药。同时亦应停用斑蝥、雄黄、鬼臼、红豆杉等抗肿瘤类中药,以免药猛峻烈、重创损伤,并适当增加龙眼、核桃、大枣等滋养类食品。

三、病案举例

 案

阮某,男,54 岁。

[初诊] 2005 年 6 月 3 日。

主诉:半年来便血。

现病史:患者于 2004 年 11 月初出现便血,查胃镜示胃角癌,甲胎蛋白 3.4 ng/L,癌胚抗原 0.98 ng/L,CA 199 10.3 μg/L。于 2004 年 11 月 25 日行胃癌根治手术,术后病理示胃大部印戒细胞癌,溃疡型,大小 3 cm×1 cm×0.5 cm,浸润浅肌层,切除淋巴结 8 枚,均无转移,术后化疗(奥沙利铂 200 mg d1+

5-氟尿嘧啶 500 mg d1~d5)6 个疗程。刻下：四肢乏力，泛恶呕吐，胃纳呆滞，腹胀隐痛，食后加重，大便干结，2 日一行，口腔可见溃疡，夜寐尚可，舌质淡，苔薄腻，脉细弦。

西医诊断：胃癌。

中医诊断：胃癌。

辨证：脾虚气滞证。

治则：健脾和胃，解毒抗癌。

处方：健脾抗瘤汤加减。生黄芪 30 g，潞党参 15~18 g，白茯苓 18 g，炒白术 18~30 g，生甘草 3~6 g，生薏苡仁 12 g，制黄精 12~18 g，预知子 15~18 g，漏芦 30 g，土茯苓 30 g，半枝莲 30 g，藤梨根 30 g。

衰惫力乏，加补中益气口服液，每次 10 mL，日服 3 次；口干津少，加白茅根 15 g，天冬、麦冬各 9 g；口腔溃疡，加生石膏 30 g，板蓝根 30 g，鱼腥草 30 g；腹部作胀，加猫爪草 30 g，紫草根 30 g，香橼皮 9 g，蚕沙 12 g；肋胁疼痛，加白芍 30 g，香附 12 g，枸杞子 12 g；泛恶呕吐，加姜半夏 9 g，姜竹茹 12 g，公丁香 6 g；嘈杂泛酸，加煅瓦楞子 30 g，淫羊藿 12 g，白及 12 g；大便干结，加全瓜蒌 30 g；皮肤瘙痒，加白鲜皮 9 g，地肤子 30 g，苦参片 20 g，蛇床子 9 g，生麻黄 6 g，蝉蜕 3 g；夜寐欠安，加酸枣仁 12 g，香甘松 12 g，合欢皮 12 g；腰酸膝软，加杜仲 12 g，牛膝 12 g，补骨脂 12 g，仙鹤草 30 g。

随访：患者多年来坚持煎服健脾抗瘤汤加减（第 2 年同时用原化疗方案治疗 4 个疗程，前后共 10 个疗程）治疗后，口腔溃疡消失，已无泛恶呕吐，腹胀腹痛消除，胃纳增进，夜寐安睡，病情稳定，舌质淡红，舌苔薄白，脉象细弦。自术后起，每年 10 月复查胃镜，均示残胃吻合口炎，幽门螺杆菌阴性；病理显示吻合慢性轻度非萎缩性胃炎。复查上腹部 CT 提示胃癌术后改变，未见复发转移。平时一直续服健脾抗瘤汤加减治疗，生活质量良好，直至目前，已经康复存活 7 年余，安享晚年生活中。

【按语】胃印戒细胞癌是一种恶性程度较高的低分化腺癌，易在胃壁呈弥漫浸润性生长，侵袭力强，转移率高，经常到了晚期才被发现。印戒细胞癌是一种含有大量黏液的特殊胃癌类型。早期胃印戒细胞癌多发生于年轻女性，大体类型以凹陷型为主，黏膜内癌所占比例多，具有高侵袭、复发和转移倾向，多数患者的预后处于不良状态。王羲明对于这类正气亏虚之胃癌患者，均以健脾抗瘤汤治疗。此方以健脾益气的四君子汤为基础。实验表明，四君子汤对裸鼠移植人胃癌细胞瘤的抑瘤率为 34.33%。在透射电镜下，治疗组有较多凋亡细胞和凋亡小体,而对照组则极少凋亡细胞和凋亡小体。并集黄芪之益气升阳,温养脾胃,合薏苡仁之健脾开胃,利湿除痹之功。据《本草纲目》载:"薏苡仁属土,阳明药也,故能健脾益胃……胜水除湿。"据研究,薏苡仁的醇提物在动物实验中有抗癌作用,它的不饱和脂肪酸是抗癌有效成分。选预知子之舒肝和胃,理气散结,增漏芦之清热消痈,舒筋通络,加土茯苓、半枝莲、藤梨根之清热解毒,祛瘀利湿。综合诸药,有抗肿瘤的协同作用。王羲明根据胃癌特点,处方用药健脾益气,解毒消积,润燥共济,攻补互寓,相辅相成,以辨证与辨病结合治疗为特色,临床疗效极为显著,有效地降低了复发转移的概率,使患者增强了抵抗力,显著延长了生存期。

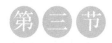

治疗大肠癌经验撷菁

　　王羲明对大肠癌的中医药治疗有深厚造诣,他认为肠癌病因主要涉及素体虚弱、脾肾不足、饮食不节、情志不畅、感受外邪,脾虚湿蕴血瘀毒结则是肠癌主要发病机制。据此予以解毒利湿化瘀之中药,以达到防止复发转移,延长患者生存期的治疗目的。王羲明临床经验丰富,擅长运用中西医结合的方法治疗各种常见肿瘤,尤其在大肠癌的中医药治疗方面有着独到的见解,继承不泥古,创新不离宗。

　　大肠癌属中医"癥瘕""肠覃""肠癖""脏毒""积聚""锁肠痔""下痢"等范畴。《素问·痹论》谓:"饮食自倍,肠胃乃伤。"《景岳全书》指出:"饮食失节,起居不时,以致脾胃受伤,则水反为湿,谷反为滞,精华之气不能输化,至合污下降而泻利做矣。"《医宗金鉴》对于"脏毒"的病因认为是:"此病有内外阴阳之别。发于外者,因酗酒厚味,勤劳辛苦,蕴肛门……甚者肛门重坠紧闭,下气不通,刺痛如锥……发于内者,兼阴虚湿热下注肛门,内结瘟肿,刺痛如锥。"《外科正宗·脏毒论》云:"又有生平性情暴急,纵食膏粱,或兼补术,蕴毒结于脏腑,火热流注肛门,结而为肿。"《灵枢·五变》谓:"人之善病肠中积聚者……则肠胃恶,恶则邪气留之,积聚乃伤肠胃之间,寒温不次,邪气稍至,蓄积留止,大聚乃起。"

　　通过对古文献的整理研究及临床探索琢磨,王羲明认为大肠癌属于全身性疾病的表现,病位在肠,累及脾、胃、肾、肝。其病因主要有内外两方面因素,一是外因,多为饮食不节,导致脾不健运,湿浊内蕴而下迫大肠,肠络受伤,湿瘀壅滞酿毒而逐渐发生癌肿。二是内因,多为正气不足,外邪内侵所致。概括起来,病因病机多从"虚""毒""湿""瘀"几个方面考虑。其主要病理基础为"脾虚""湿蕴",兼挟"瘀毒",大肠络脉瘀租,久而成积。

一、辨证与辨病结合

王羲明认为脾虚湿毒瘀阻是大肠癌最主要的发病机制,湿热、瘀滞、癌毒是病之标;脾虚肾亏是病之本。其病位在肠,与脾、胃、肝、肾关系密切。脾的第一个功能是"运化"。运化功能正常,表现为面色红润、精力充沛、肌肉丰满、强劲有力、脉搏充盈。如果脾的运化功能减退,会出现以下两类症状:一是消化功能减退,表现为食欲减退,食量减少,食后脘腹胀满,尤其在劳累后,腹胀明显加重。消化功能减退,必然使营养吸收减少,其结果是面色萎黄,肌肉消瘦,全身无力,舌色淡白,脉搏无力。二是运化功能减退,可见大便稀薄不成形,劳累后下肢浮肿,入睡后口角流涎,舌胖大,舌边有齿痕等。

脾的第二个功能是"升清"。何谓"升清"?"升"就是向上输送之意;"清"是指体内的营养物质。脾的升清功能主要体现在两方面:一是把营养源源不断地输送到头部,保持头部各组织器官正常的生理活动。升清功能正常,表现为精神振作,思维敏捷,耳聪目明,不易疲劳。升清功能减退,头部供养不足,就会出现精神疲倦,脑力不济,工作效率下降,注意力不集中,头晕目眩,或饭后困倦欲睡,或一时性两耳如塞,或入睡后两目闭合不全等。二是清气有"托举"脏腑组织的功能。人体的脏腑及其他组织器官之所以能够维系在体内相对固定的位置,与脾的升清功能有关。当这一功能减退,会出现"清气下陷"的症状,如内脏下垂、脱肛、子宫脱垂等。"清气下陷"还会出现一些特殊的症状,如饭后就想大便,喝冷饮或稍食油腻即泄泻,疲劳时尿液浑浊等。说明"清气下陷"使部分营养物质通过大小便流失。

脾的第三个功能是"统血"。统血是指脾能使血液稳定地在血管内流动而不溢于脉外,这是脾的"控制、固摄"功能。当脾的统血功能减退,容易发生出血,如皮下出血而见青紫瘀斑,或消化道出血而见呕血(咖啡色呕吐物)、便血(柏油样大便),或妇女月经过多或淋沥不尽。

综上所述,当脾的三大功能减退,出现上述各类症状,均可诊断为脾虚。但每个人的表现都会有不同的侧重点。中医治疗肿瘤,除突出辨证施治、整体观念的特点外,一般认为"扶正"能提高机体免疫力,增强内分泌的调节功能,抵抗和修复放、化疗的毒副反应,能增强机体自动控制系统的能力,从而保持内环境的恒定。"清热解毒"具有抗菌抗病毒作用,清解癌毒在体内的瘀积,纠正久病伤阴,维持体内平衡。"软坚散结"能改善或干扰癌细胞的生活环境和增殖条件,抑制或削弱癌细胞的生长。对于手术切除患者,因其仍有不少症状,又因化疗而正气日虚,体力不支,若继续化疗,或加速恶化重笃。以扶正祛邪为大法,随证略作加减,可以收到较好的疗效。大肠癌早期属气滞、湿热、血瘀,晚期多属脾肾阳虚、肝肾阴虚、气血亏虚。因此,在病之早期,治法多偏重清热化湿、活血化瘀、解毒抗癌;后期因病程日久,气血渐衰,治以健脾益肾,补益气血为主。在辨证论治的同时,还须辨病用药,即选择经现代药理研究证实具有抗癌或抑癌活性的中药,如具有清热、解毒、利湿、理气、化瘀作用的莪术、藤梨根、半枝莲、漏芦、天龙、蜈蚣等;抗癌中药注射液,如华蟾素、艾迪注射液等,配合口服抗癌中成药,如解毒化瘀散结用平消胶囊,防止复发转移用肿节风片、复方斑蝥胶囊等,肠癌肝转移用肝复乐、金龙胶囊等。

二、用药特色

结合大肠癌的临床特点,王羲明认为用药应注意以下几点:① 首重健脾益肾,尤以健脾为主,恶性肿瘤的发病是一个复杂的过程,尽管有各种各样的外界致病因素,但归根到底,发病的关键还取决于人体内环境的失衡,脏腑、经络等的功能失调,即内虚。而在各种"内虚"中,脾胃虚弱又是最重要、最关键的病理基础。《医宗必读·总论证治》曰:"积之成也,正气不足而邪气踞之。"《景岳全书·积聚》中提到:"凡脾肾不足及虚弱失调之人,多有积聚之病,盖脾虚则中焦不运,肾虚则下焦不化,正气不行则邪滞得以居之。"脾为后天之本,主运化。脾虚则运化失常,精微失布,水湿停蓄,凝而不散结为有形实邪,久则发为本病。临床常用健脾药有黄芪、潞党参、焦白术、白茯苓、薏苡仁等。② 针对大肠癌患者常见症状泄泻,王羲明认为有虚、实之分,实证多由湿毒蕴结所致,强调以通为用,常用生大黄、枳实、木香、厚朴、马齿苋等,以荡涤湿热毒邪;虚证常由脾肾阳虚,寒湿内蕴所致,选用健脾温肾固脱中药,如党参、焦白术、补骨脂、制黄精等;若患者久泻不止,常配伍涩肠止泻中药诃子、赤石脂、禹余粮等。③ 大肠癌术后患者在辨证治疗的基础上,为防止复发转移,常配伍入肝、肺经的中药柴胡、预知子、制半夏、桑白皮等。④ 中医药配合手术、放化疗治疗,化疗期间以健脾和胃中药预防消化道反应,如恶心、呕吐,加用旋覆花、代赭石、半夏、竹茹等;以健脾补肾中药防治骨髓抑制,用药如黄芪、潞党参、白茯苓、制黄精、补骨脂、菟丝子等,同时在患者接受放化疗治疗阶段,适当减少解毒类抗肿瘤类,如藤梨根、白花蛇舌草、漏芦、半枝莲、蛇六谷、红豆杉等性峻猛、药力强的药物,而适当增加枸杞子、女贞子、白茯苓、炒白术、大枣等性温和、药力缓的扶正类药物,配合广木香、莱菔子、鸡内金、炒谷芽等调理气机和帮助消化类药物,以期达到配合放化疗、提高生存质量、减毒增效、防止复发转移的治疗效果。

三、病案举例

 案

王某,男,61岁。

[初诊] 2008年7月18日。

主诉:肠癌1年,伴腹腔转移。

现病史:2007年初因腹泻、便血就诊于外院,肠镜示距肛门9 cm处菜花状肿物,2007年3月12日行直肠癌根治术,术后化疗FOLFOX4方案化疗6次,2008年3月复查肠镜示吻合口处发现肿块,大小2.0 cm×1.3 cm,病理提示腺癌,同年4月行手术治疗,术中发现腹腔转移,所及肝脏无明显结节,升结肠肠系膜根部7 cm×6 cm大小肿块,质地硬;盆腔及左下腹结肠粘连,无法进行根治,行姑息手术。术后病理示结肠溃疡型低分化腺癌,浸润至肠壁肌层全层达外膜,分期ⅣA期。术后FOLFIRI化疗1次,不能耐受,拒绝继续化疗。

气短喜卧,消瘦,面色萎黄,纳差乏力,口干口苦,时有恶心,腹胀,食后尤重,便溏每日3～4次,诉大便收不住感,舌淡紫胖大,有齿痕,舌下静脉迂曲,苔白稍黄厚腻,脉细弦。

西医诊断:结肠溃疡型低分化腺癌。

中医诊断:肠岩。

辨证:脾肾亏虚,气阴两亏,热瘀湿毒泛溢。

治则:健脾益肾,滋阴养血,解毒利湿散结。

处方:健脾抗瘤方加减。生黄芪30 g,焦白术15 g,潞党参15 g,制黄精12 g,白茯苓15 g,生甘草3 g,生薏苡仁12 g,漏芦30 g,藤梨根30 g,半枝莲30 g,禹余粮15 g,赤石脂15 g。

[二诊] 2008年8月8日。患者精神好转,纳差乏力较前减轻,大便成条,次

数仍较多,效不更方,继服 28 剂。

[三诊] 2008 年 9 月 5 日。患者神清,纳可,大小便正常,复查癌胚抗原 60 mg/L,CA199 40.6 mg/L,有恶化趋势,嘱口服化疗药卡培他滨,每日 1 000 mg,每日 2 次,服用 2 周,停用 1 周。配合中药:健脾抗瘤方(生黄芪 30 g,焦白术 15 g,党参 15 g,制黄精 12 g,白茯苓 15 g,生甘草 3 g,生薏苡仁 12 g,漏芦 30 g,藤梨根 30 g,半枝莲 30 g),加柴胡 9 g,预知子 12 g,炒白芍 12 g,鸡血藤 12 g,制半夏 12 g,鸡内金 12 g,炒谷芽 30 g。

[四诊] 2008 年 9 月 26 日。患者口服卡培他滨毒副反应较小。能耐受,嘱改剂量 1 500 mg,每日 2 次,服用 2 周,停用 1 周。中药处方去柴胡,加枸杞子 15 g,女贞子 12 g。

[五诊] 2009 年 1 月 16 日。患者口服卡培他滨化疗 6 个疗程结束,复查肿瘤指标均正常,嘱服用中成药肿节风片,配合中药防止复发转移,健脾抗瘤方(生黄芪 30 g,焦白术 15 g,党参 15 g,制黄精 12 g,白茯苓 15 g,生甘草 3 g,生薏苡仁 12 g,漏芦 30 g,藤梨根 30 g,半枝莲 30 g)加天龙肉 3 g,蜈蚣 1 条,之后患者坚持门诊中医药治疗,随访 3 年,生存质量好,生活如常人。

【按语】患者平素喜肥甘厚腻之品,热毒湿热蕴结于肠,乃生癌肿。发病后 2 次手术,加之化疗,导致脾肾俱虚,气血双亏,正气不足,热瘀湿毒广泛转移。处方中重用健脾益肾之品党参、黄芪、焦白术、白茯苓、枸杞子等,加用滋阴养血药物制黄精、鸡血藤、当归,并在此基础上选用漏芦、半枝莲、生薏苡仁、藤梨根等清热利湿解毒药,再加入柴胡、桑白皮、半夏等引经药物,佐以八月札疏肝理气,防柴胡久用伤阴,并较长时间服用蜈蚣、天龙肉解毒散结药物,遵从扶正祛邪的治疗原则,在提高患者抗病能力的前提下,选用解毒利湿化瘀药,达到防止复发转移、延长患者生存期的治疗目的。

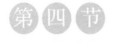

治疗乳腺癌经验撷菁

乳腺癌是指发生于乳腺小叶和导管上皮的恶性肿瘤,占全部恶性肿瘤的 20%,乳腺癌是女性最常见的恶性肿瘤之一,在女性恶性肿瘤发病率中占第 2 位,其近年的发病国内外均呈上升趋势,现已成为威胁妇女健康的一种常见疾病。中医药学将乳腺癌归属于"乳岩""乳石痈"等范畴。如《肘后备急方》云:"痈结肿坚如石,或如大核,色不变,或作石痈不消。"《妇人良方》谓:"若初起,内结小核,若鳖棋子,不赤不痛,积之岁月渐大,巉岩崩破,如熟石榴,或内溃深洞,血水滴沥……名曰乳岩。"这些论述与我们临床所见的乳腺癌非常相似。古人认为"冲为血海,任主胞胎",乳房受冲任所主宰,冲任又隶属于肝、肾,若冲任失调,则肝肾阴虚,阴阳失衡,导致气血瘀滞,乳房结块,日久成瘤而变癌。如《疮疡经验全书》云:"乳岩阴极阳衰,奈虚阳积而与血,无阳安能散? 故此血渗于心经,即生此疾。"提出了正虚而成乳岩之病因病机。《灵枢·九针论》曰:"四时八风之客于经络之中,为瘤病者也。"《诸病源候论》说:"有下于乳者,其经虚,为风寒气客之,则血涩结成痈肿……但结核如石,谓之乳石痈。"又说:"血气伤损,腑脏虚弱,为风冷所乘,搏于脏腑,与气血相结,故成积聚也。"明确指出外邪乘虚入乳而致癌之病因病机。《外科正宗》称:"忧郁伤肝,思虑伤脾,积想在心,所愿不得志者,致经络痞涩,聚结成核……名曰乳岩。"《外科全生集》谓:"乳岩……此因哀哭忧愁,患难惊恐所致。"《医彻》曰:"《经》云,怒则气上,思则气结,上则逆而不下,结则聚而不行,人之气血,贵于条达,则百脉畅遂,经络流通,苟或忧郁,则气阻者血必滞,于是随其经之所属而为痈肿……女子心性偏执善怒者,则发而为痈,沉郁者则渐而成岩。"这是精神遭受刺激而诱发乳癌之病因病机。此外,还有过食肥甘厚味(高脂饮食),损伤脾胃运化功能,酿痰生热,滞于乳络而发为乳癌之病因病机。说明中医学家早就认识乳腺癌的病因病机及其预后、转归实质。王羲明根据对历代医籍的探索,结合数十年的临床治癌经历,发现乳腺癌是全身疾病的局部表现。乳腺癌的形成,主要是内外因素的结果:一是内因,素体亏弱,后天失于调养,正气不足,病久复能伤正,年老亦使气血阴阳衰竭,更助邪内侮;二是外因,多为过食肥甘厚味,难于运化而湿浊沉积为患;加上六淫外邪的乘虚侵袭,致邪浊壅热,痰瘀酿毒,损伤乳络,日久而成乳房癥积。总之,乳腺癌的发病机制为正虚邪实,正虚是本,邪实是标。即"肝、脾、肾亏弱"基础上,随着"湿热""痰凝""瘀阻""蕴毒"的结聚,损伤乳络,引起局部结核,日久变大质硬,终致乳络成瘤,恶变为癌。据此,树立扶正祛邪法则以治疗。

一、辨证与辨病结合

所谓以病统证,就是辨病必须结合辨证,即在该病进程之不同阶段进行中医辨证,区分为不同证型而言。分清标本,辨别邪正盛衰,认真权衡后立足于扶正祛邪并施,以扶正为主,祛邪为辅的大法,力争以扶正来祛邪,以祛邪来扶正。一般而言,初期正气不衰,以祛邪为主,佐以扶正,中期扶正与祛邪兼顾,后期正气衰败,以扶正为主,佐以祛邪。如乳腺癌早期辨证分为气滞、湿热、血瘀;晚期辨证多为气血亏虚、肝肾阴虚、脾肾阳虚。因此,在病之早期,治以解毒抗癌、清热化湿、活血化瘀;晚期因患病日久,气血渐衰,脾胃不和,脾肾皆虚,治以益气养血、健脾和胃、补益脾肾。

二、用药特色

王羲明根据乳腺癌的临床表现特点,在用药方面,具有以下特色。

1. **贯彻"扶正固本"的重要性** 治疗乳腺癌应贯彻"扶正固本"原则,重视"益肝健脾补肾",尤以"健脾补肾"为主。恶性肿瘤的发病是一个复杂过程,尽管外界有各种各样的致癌因素,但归根到底,发病的关键还取决于人体内环境的失衡,即脏腑、经络等功能失调,亦称"内虚"。而在各种"内虚"中,脾肾虚弱是最重要、最关键的病理基础。《医宗必读·积聚》云:"积之成也,正气不足,而后邪气踞之。"《景岳全书》谓:"凡脾肾不足,及虚弱失调之人,多有积聚之病。盖脾虚则中焦不运,肾虚则下焦不化,正气不行,则邪滞得以居之。"盖脾为后天之本,主运化。脾虚则运化失常,精微失布,水湿停蓄,凝聚不散,结为有形实邪,久则形成癥积。肾为先天之本,主生化。肾虚则阴阳失衡,阴损及阳,导致阴阳气血津液俱虚,经络通利阻滞瘀塞,日久壅积成瘤变癌。所以,重视扶正固本,健脾补肾,实为要务。临床常用的健脾药品有黄芪、潞党参、炒白术、云茯苓、生薏苡仁、制黄精等;常用的补肾药品有熟地黄、山茱萸、枸杞子、仙茅、淫羊藿、补骨脂、巴戟天、肉苁蓉、胡芦巴等。

2. **发挥"祛邪泄实"的治疗作用** 王羲明善于针对乳腺癌不同阶段的"邪实"征象,给出相应的治疗措施。在乳腺癌初始期,如出现湿滞食积,选用苍术、川厚朴、木香、陈皮等燥湿化滞类中药;出现痰凝,选用半夏、陈皮、夏枯草、海藻等化痰软坚类中药;出现壅热结毒,选用黄芩、黄连、秦皮、白头翁等清热解毒类中药;出现瘀阻,选用桃仁、红花、三棱、莪术等活血化瘀类中药。在乳腺癌进展期,出现出血,选用白及、三七、阿胶、地榆、仙鹤草等收敛止血类中药;出现腹痛,选用白芍、甘草、川楝子、延胡索等舒挛解痉类中药;出现恶心呕吐,选用半夏、竹茹、旋覆花、代赭石等降逆止呕类中药;出现口干无津,吞咽困难,选用白茅根、芦根、麦冬、石斛、知母等育阴生津类中药;出现大便秘结,选用枳实、芒硝、大黄、芦荟等通肠泄实类中药。

3. **防止乳腺癌复发转移** 复发与转移是所有癌症的基本属性,其原因与过程错综复杂,但基本因素是内环境的变化。肿瘤没有适当的"土壤"则无生长、复发与转移的机会。故改善内环境,能有效降低复发与转移的机会。这些重要的因素包括情志因素(抑郁、情绪内向或波动、紧张、工作压力大)、睡眠不足、饮食欠合理、运动少、体重超标、生活不规律等。这些不良因素的结合,导致机体脏腑功能失调及内环境紊乱,从而导致肿瘤的复发与转移。用中医药理论可以指导患者用适当的方法纠正其不良的行为,并用中药改善相关的负面因素,从而使机体的内环境得到改善,减少乳腺癌复发与转移的机会。

中医治疗肿瘤具有整体性和全面性的优势,重在辨证论治,选用不同的药物组成复方进行调理,扶正祛邪,改善或缓解肿瘤患者的症状;改善机体的内环境,中药能增加癌细胞对于西医治疗(包括化疗、放疗)的敏感性,起到增效的作用;合理地运用中医药能减轻西药(包括化疗、放疗和内分泌治疗)的毒副反应;中医药的毒副反应相对较小。总之合理运用中医药能扶正祛邪,辅助西药增效、减毒,调节脏腑功能,改善、提高患者的生存质量。故治疗乳腺癌复发与转移是以柔肝、疏肝,调畅情志为中心,滋养先后天,调摄冲任为本,兼顾祛邪,以及防止乳腺癌复发、转移。在辨证论治基础上,为防止乳腺癌的复发转移,应经常配伍增加归肝、肺经的中草药,如柴胡、香附、郁金、八月札、杏仁、贝母、白果、桑白皮、肿节风和中成药复方斑蝥胶囊等以防止乳腺癌的肝转移和肺转移。

三、病案举例

案

刘某,女,40岁。

[初诊] 2008年12月1日。

主诉:2年来右侧乳腺癌,伴胸骨、右肩胛骨、右腋下淋巴结转移。

现病史:2006年1月发现右乳房包块,当时能随月经而胀大缩小。2007年就诊于某院内分泌科,服溴隐亭治疗,乳块由软变硬。2008年11月4日就诊于某院检查CT示右乳房有9 cm×9 cm×3.5 cm大小肿块,右腋下淋巴结肿大,胸骨及右肩胛骨有转移灶。2008年11月20日穿刺病理为右乳浸润性导管癌。因病变广泛,已属晚期,不能手术根除,只能姑息化疗(注射用曲妥珠单抗440 mg d1、紫杉醇240 mg d1、卡铂500 mg d1,静脉滴注),每3周1个疗程,先做4个疗程以观其效。

西医诊断:右乳房浸润性导管癌,伴胸骨、右肩胛骨、右腋下淋巴结转移。

中医诊断：右乳岩。

（1）发病期：患者就诊时体质虚弱，正虚则乏力，易受外邪感冒，右乳热毒壅积成癌而坚硬肿痛，脘嘈纳呆，夜寐梦多，舌质红，苔薄腻，脉细弦。证属邪盛正虚，又值化疗期间，耗气伤阴。治拟清热解毒，化癥除积为主，佐以益气养阴，扶持正气。

处方：生黄芪30 g，漏芦根30 g，炙鳖甲9 g，重楼30 g，太子参15 g，土茯苓30 g，鸡血藤30 g，黄毛耳草30 g，全当归15 g，鱼腥草30 g，制黄精12 g，夏枯草15 g，炒白术15 g，板蓝根30 g，生薏苡仁15 g，淡海藻30 g，甘枸杞12 g，露蜂房15 g，生鸡内金9 g，煅瓦楞子30 g。

乳硬痛甚，加干蟾皮12 g，天龙6 g，苦参15 g，升麻15 g，红豆杉3 g，半边莲30 g，白花蛇舌草30 g，肿节风每次3～6片，日服3次；衰惫乏力，加灵芝30 g，仙鹤草30 g；恶心呕吐，加姜半夏9 g，竹茹9 g，陈皮6 g；白细胞减少，加虎杖30 g，鸡血藤30 g。

（2）稳定期：患者坚持中医药治疗，同时（结合注射用曲妥珠单抗为主的化疗，每3周1个疗程）完成1年的化疗疗程。2009年11月5日做双卵巢切除术。血白细胞从 2×10^9/L升到 5×10^9/L。自觉右乳块硬痛逐步软化、好转、缩小至消失，多次复查CT，癌块渐显缩小，至2009年12月17日查CT示右乳癌灶仅0.8 cm×0.7 cm，右侧腋下淋巴结不明显。此时，右乳癌基本得到控制，进入稳定期。患者胃纳增进，无恶心呕吐，夜寐一般，大小便如常，舌质红，苔薄腻，脉细弦。证属邪衰正虚，治拟扶持正气，益气养阴为主，佐以化癥除积。

处方：生黄芪30 g，墨旱莲12 g，山茱萸9 g，黄毛耳草30 g，太子参15 g，女贞子12 g，补骨脂12 g，石上柏30 g，全当归15 g，鱼腥草30 g，制黄精12 g，苦参片30 g，甘枸杞12 g，开金锁30 g，生薏苡仁15 g，炙天龙6 g。

胃纳不香，加生鸡内金9 g，绿梅花9 g，谷芽12 g，麦芽12 g；腰酸膝软，加杜仲12 g，牛膝12 g，补骨脂12 g；口干津少，加白茅根15 g，生地黄9 g，熟地黄9 g，天冬9 g，麦冬9 g；夜寐欠安，加酸枣仁12 g，夜交藤30 g，合欢皮12 g。

（3）恢复期：患者经中医药持续治疗后，病情得到逐步巩固，多次复查未见复发转移，于2010年3月23日查PET-CT示：① 右乳内上象限致密影及外下象限钙化灶，均未见明显FDG代谢增高，肿瘤活性受抑。② 胸骨及右肩胛下角成骨性改变，未见FDG代谢增高。③ 左上颈淋巴结炎症，骨扫描未见骨转移，显示癌灶确实得到控制，实际进入恢复期。患者面无华色，乏力，腰酸，胃纳不香，夜寐欠安，偶有口干，盗汗，舌质红，苔薄白，脉细濡。证属邪微正虚，治拟扶正固本,补益脾肾为主,佐以清除余邪。

处方:生黄芪30g,墨旱莲12g,熟地黄9g,重楼30g,太子参15g,女贞子12g,大川芎9g,大青叶30g,全当归15g,杭白芍15g,桑椹12g,夏枯草15g,炒白术15g,云茯苓15g,制黄精12g,淡海藻30g,甘枸杞12g,酸枣仁12g,生薏苡仁15g,青皮6g,陈皮6g。

目糊目涩,加密蒙花9g,青葙子9g,白蒺藜9g,杭菊花9g;咽痛痰多,加薄荷6g,苏子9g,板蓝根30g;腹部作胀,加八月札15g,小青皮6g;脂肪肝,加茶树根30g,生决明子30g,荷叶30g;入睡困难,加灵磁石30g,柏子仁12g;腰酸乏力,加补骨脂12g,菟丝子12g,桑寄生30g;大便不爽,加牵牛子20g;清除余邪,加红豆杉3g,漏芦30g,土茯苓30g。

【按语】患者缘因右乳经穿刺确诊为乳腺癌伴胸骨、右肩胛骨、右腋下淋巴结转移,病变广泛,已属晚期,为不能手术根治的重症,治疗棘手且预后极差。在这种情况下,才肯接受中医药治疗,同时也进行姑息化疗,用注射用曲妥珠单抗为主方案。经1年治疗后,右乳房癌块的坚硬肿痛逐步软化、好转,癌块从9cm×9cm×3.5cm缩小为0.8cm×0.7cm时,PET-CT示肿瘤活性受抑。至此,患者不得不承认这是一大特效奇迹。如今其已巩固达4年以上仍未见有复发,真实地体现了"中医好,西医好,中西医结合更好"的理念,充分肯定了中西医结合治癌的协同增效作用。

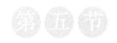

从扶虚固真法论治急性髓细胞性白血病

根据急性髓细胞性白血病感染、出血、贫血、久病乏力等临床症状,可将其归属中医学"虚劳""血证""癥瘕"等范畴。现代中医学家结合急性髓细胞性白血病毒邪侵犯骨髓之病机特点,以髓言病位,毒指病因,将髓系来源的白血病命名为"髓毒"。王羲明认为,髓毒虽为毒邪聚于骨髓,但终究属本虚标实之证,其发病根源在于肾精不足,毒邪侵犯,《景岳全书·积聚》有"凡脾肾不足及虚弱失调之人,多有积聚之病"。骨髓能够生血,温热毒邪深伏于骨髓中,暗耗人体精血,致使机体精亏血少,形体失充,故形体日渐羸弱,血液化生不足,故呈现一派虚损之象。许多白血病患者并不是一出生即发病。这是因为体质有盛衰,温热毒邪有多寡。温热毒邪深伏骨髓,虽能消灼人体精血,但人体正气有一定调节作用,若温毒较轻,消灼精血速度亦慢,人体阴阳虽有轻度失衡,但通过人体正气的调节,可维持相当长的时间不至发病。若温毒渐盛,精血大亏,超过了正气的调节作用,白血病便因之而作。临床上,本病起病多为老龄患者,肾气渐亏,肾主骨生髓之职衰弱,骨髓空虚,所谓最虚之处,便是容邪之所,外来毒邪侵犯,留著骨髓,耗损气血,煎熬津液,脏腑功能受损失调,肾气肾精愈损,虚、毒二者恶性循环。病程后期,脾肾阳虚,火不燠土,气血生化无源,加之化疗药物迭进,致大骨枯槁、大肉陷下等肾气衰败之象。肾主骨生髓,热毒内郁日久,精髓早伤,水不涵木,则致肝肾精血俱亏,不能充养四肢肌肉,则见形瘦体倦,舌瘦;精血不能上荣于面,则面色少华或苍黄,或㿠白;精血亏损,筋脉失濡或血热过盛,熏灼肝经,则可见肢体挛急或抽搐等动风之象。精亏血少,脉道失充则血行迟滞,加之离经之血的停蓄,则可致瘀血内阻而成癥积(肝、脾肿大)、瘰疬(淋巴结肿大)、面色黧黑、肌肤甲错。热毒内盛于营血,故舌质红绛或紫绛。热盛精伤则脉细数,热毒蒸迫,正气大伤则可见脉虚大,但骨髓深伏之热未除,故脉搏重按常弦急有力。故肾精虚损既是发病之始因,亦是本病进展及反复之关键病机。

一、辨证与辨病结合及用药特色

针对目前急性髓细胞性白血病以化疗为主,王羲明临证将其分为化疗前期、化疗期及化疗后期加以施治,并基于本病肾精亏虚,毒聚骨髓之本虚标实病机特点,以扶虚固真法贯穿始终,辨证调整扶正、祛邪二者主次。

1. **化疗前期** 急性髓细胞性白血病早期骨髓内白血病细胞大量增殖,代谢旺盛,常表现为一派实热之象,临床可见高热、烦渴、出血等,其出血乃血分有热,迫血妄行所致。但随着病情发展,大量白血病细胞的增殖限制了正常细胞生长,又表现为邪实伤正、正气亏虚之象,可见盗汗、乏力、消瘦等,即《圣济总录·急劳》言:"急劳之病……心肺壅热,金火相刑,脏气传克,或感外邪,故烦躁体热,颊赤心忪,头痛盗汗,咳嗽咽干,骨节酸疼,久则肌肤销铄咯涎唾血者,皆其候也。"因此,化疗前期患者多呈虚实夹杂之证,其本虚多为热毒伤阴致肾阴不足,标实则为局部热毒聚于骨髓。故治当攻补兼施,宜凉血解毒,滋肾养阴。凉血解毒常以犀角地黄汤、清瘟败毒饮为主,药选甘寒之品,如水牛角、生地黄、赤芍、玄参、紫草等凉血清热,或配生石膏、知母以气血两清。但因热已深入血分,煎熬津液,阴津亏损,故不可过用苦寒直折之品,《温病条辨·中焦》所谓"温病燥热,欲解燥者,先滋其干,不可纯用苦寒也,服之反燥甚"。因此,酌以龙葵、白花蛇舌草、板蓝根、大青叶等清热解毒药外,重用土茯苓、漏芦药对以清热解毒。其中土茯苓味甘淡,性平,除清解热毒外,尚有利湿泄浊之功,《本草正义》谓其"利湿去热,故能入络,搜剔湿热之蕴毒",故对热毒夹湿证尤为适宜,而对合并高尿酸血症者尚有促尿酸排出之功;漏芦味苦咸,性寒,具苦寒清热、凉血解毒之功,《山西中药志》谓其"清热凉血,治热毒血痢、鼻衄、血痔、温疫等症"。二药合用,兼顾利湿凉血,而清热解毒之功益增,却无苦燥伤阴之弊。现代药理研究表明,漏芦具有直接抑瘤作用,且可提高机体细胞免疫功能,并可逆转耐药、协同增效。本期祛邪同时,亦不忘扶正,然此时滋肾养阴不宜过用滋腻,王羲明宗"肾欲坚,急食苦以坚之,用苦补之,咸泻之"(《素问·藏气法时论》),常取知柏地黄丸、二至丸之意,以知母、黄柏泻火坚阴,配合生地黄、桑椹、枸杞子、女贞子、墨旱莲等滋肾养阴,以求清滋并举。此外,王羲明指出,治疗低增生性急性髓细胞性白血病患者应以扶正为主,待血常规恢复后方可祛邪解毒。

2. **化疗期** 化疗期间,药毒内侵,戕伐脾胃,耗损肾精,患者多表现为腹胀纳差、恶心呕吐、骨髓造血功能低下等脾胃运化失司,肾精受损之象。此时治疗关键在于缓解药毒对机体的侵害,促进恢复正常功能。化疗期间患者脾胃运化功能低下,不耐滋腻厚味,故健脾助运,和胃降逆为第一要务,既有助于谷气来复,助患者顺利完成化疗,又为化疗后期滋肾填精法的运用创造积极条件。王羲明常以香砂六君子汤、平胃散为主健脾和胃助运,药用黄芪、党参、白术、苍术、茯苓、当归、陈皮、半夏、砂仁等,配合柿蒂、旋覆花、竹茹、枇杷叶等和胃降逆,此期用药重在运而不在补,故不宜径投大方补剂。若出现骨髓抑制,可酌以扶虚固真之法,取六味地黄丸、左归饮之意,但去渗利、温补之品,药用熟地黄、山茱萸、枸杞子、女贞子、菟丝子、桑椹、五味子、白芍、花生衣等,佐以行消开导之品,如谷芽、麦芽、陈皮、佛手等,使补而不滞,且有和胃之功,取一药多用之妙。

3. **化疗后期** 化疗后期主要以肾精受损,气血亏虚,脏腑功能失调为特点,以肾中精气受损,骨髓造血功能低下为主要矛盾,兼有余毒残留。故治当滋肾填精,扶虚固真为主,祛邪解毒为辅。肾为水火之宅,内寄元阴元阳,肾阴通过肾阳的蒸腾气化作用化生肾气。王冰《补注黄帝内经素问》有"阳施正气,万物方生;阴为主持,群形乃立",肾阴、肾阳二者协调平衡方可促进肾气蒸腾气化。若肾精受损,则滋肾填精固真同时,应佐以温阳化气之品。王羲明宗《素问·阴阳应象大论》"精不足者,补之以味",滋肾填精常以大补元煎、左归丸等化裁,药用熟地黄、山茱萸、山药、杜仲、枸杞子、女贞子、黄精、当归、五味子、桑椹、石斛、墨旱莲等滋阴填精补血;温阳选用赞育丹、《太平惠民和剂局方》菟丝子丸之意,在滋肾填精基础上,佐以菟丝子、仙茅、淫羊藿、补骨脂、肉苁蓉、巴戟天、鹿角等温而不燥之品助阳化气,以求阴阳互根互滋、阳生阴长之意,且少佐肉桂以鼓舞气血生长。需指出的是,此期不宜骤增温补之品,仍应以滋肾填精固真药为主,可仿仲景肾气丸之体例,于大队补精水之品中少佐辛热之桂、附,意在微微生火,鼓舞肾气,以求"少火生气",避免过用温燥而助火生热之弊。此外,本期余毒未清,故亦需配合攻邪解毒之品,如土茯苓、漏芦、青黛、板蓝根、龙葵、白花蛇舌草等以补泻兼施,标本兼顾,则无闭门留寇之虞。

二、病案举例

 案

患者,女,60 岁。

[初诊] 2016 年 2 月 12 日。

主诉:无明显诱因乏力 1 周,反复发热。

现病史:患者 1 周前无明显诱因周身乏力,反复发热(37.6～38.0℃),四肢皮下出血,外院查白细胞计数 53.0×10⁹/L,骨髓象示原始粒细胞 48.0%,诊断为"急性髓系白血病(AML - M4b)"。刻下:周身乏力明显,神萎,低热反复,时有高热,口渴引饮,腰膝酸软,四肢皮下出血,色深红,胃纳欠佳,尿黄,大便欠畅,夜寐一般,舌红少津,苔薄腻,脉细数。

西医诊断:急性髓系白血病(AML - M4b)。

中医诊断:急髓毒病。

辨证:毒炽血热,迫血妄行,兼脾肾亏虚。

治则:凉血解毒,健脾滋肾。

处方:犀角地黄汤、黄芪四君子汤合二至丸加减。水牛角片(先煎)30 g,茯苓 15 g,麸炒白术 15 g,生地黄 15 g,赤芍 15 g,牡丹皮 15 g,黄芪 30 g,墨旱莲 15 g,女贞子 12 g,枸杞子 12 g,土茯苓 30 g,漏芦 30 g,龙葵 30 g,大青叶 30 g,生石膏 30 g,炒谷芽 15 g,炒麦芽 15 g,14 剂。

[二诊] 2016 年 2 月 26 日。口渴、皮下出血好转,仍乏力,腰膝酸软,反复低热,小便可,时有便溏,胃纳一般,夜寐欠安,舌红,苔白腻,脉细数。守方去生石膏,加薏苡仁 30 g,党参 15 g,每日 1 剂。服药后便溏、乏力好转,未见明显皮下出血,仍低热腰酸。

［三诊］2016 年 3 月 11 日。本月 2 日，患者入外院行第 1 周期 IA 化疗方案（去甲氧柔红霉素 15 mg d1,10 mg d2～d3＋阿糖胞苷 75 mg d1,150 mg d2～d7）。刻下：全身倦怠，头晕乏力明显，时有恶心作呕，伴低热，腰膝酸软，胃纳差，大便二三日一行，夜寐欠安，舌淡红，苔白腻，脉细。为药毒内侵，脾肾受损，湿困中焦之证，治以健脾化湿助运，益肾解毒。

改方香砂六君子汤合平胃散。木香 9 g,砂仁(后下)3 g,生黄芪 30 g,潞党参 15 g,麸炒白术 15 g,白茯苓 15 g,苍术 15 g,姜厚朴 9 g,枇杷叶 9 g,姜竹茹 9 g,姜半夏 9 g,土茯苓 30 g,漏芦 30 g,熟地黄 15 g,枸杞子 15 g,制黄精 15 g,桑椹 15 g,炒谷芽 15 g,炒麦芽 15 g,继服 14 剂。

［四诊］2016 年 3 月 25 日。恶心作呕明显缓解，乏力倦怠好转，偶有头晕低热，腰酸有反复，胃纳改善，舌淡红，苔薄白腻，脉细。守方加山茱萸 12 g,盐杜仲 15 g 补肾气，强腰膝。继服 14 剂后守方，配合原化疗方案 4 个疗程。

［五诊］2016 年 7 月 30 日。末次化疗时间为 2016 年 7 月 20 日，复查骨髓象示原始粒细胞 0.5%,疗效评估为"AML－M4b－CR"。血常规示白细胞 $2.8×10^9$/L,红细胞 $2.64×10^{12}$/L,血红蛋白 80 g/L,血小板 $114×10^9$/L。刻下：精神萎靡不振，全身倦怠，乏力头晕，面色晦暗，腰膝酸软，纳差，小便可，大便数日一行，寐差，每日需服用安眠药方能入睡，体质量明显减轻，舌质淡，边有齿痕，苔薄白，脉细数。属肾精受损，气血亏虚之证，当以扶虚固真法治之，滋肾填精为主，兼顾健脾养心安神。

处方：黄芪 30 g,白茯苓 15 g,麸炒白术 15 g,薏苡仁 15 g,制黄精 12 g,熟地黄 15 g,当归 15 g,白芍 15 g,枸杞子 9 g,五味子 9 g,酸枣仁 9 g,肉桂(后下)3 g,淫羊藿 9 g,仙茅 9 g,补骨脂 9 g,花生衣 30 g,继服 14 剂。

［六诊］2016 年 8 月 13 日。患者自觉精力改善，胃纳稍增，仍腰膝酸软，偶有头晕，大便二三日一行，夜寐欠安，舌脉同前，守法佐以祛邪解毒。

处方：黄芪 30 g,潞党参 10 g,淮山药 12 g,制黄精 12 g,熟地黄 9 g,当归 15 g,白芍 15 g,山茱萸 12 g,枸杞子 12 g,五味子 9 g,桑椹 12 g,补骨脂 9 g,鹿角片 9 g,板蓝根 30 g,鱼腥草 30 g,龙葵 30 g,漏芦 30 g,土茯苓 30 g,郁李仁 18 g,火麻仁 18 g,花生衣 30 g,继服 28 剂。

后守方加减，夜难入寐加灵磁石 30 g,生铁落 30 g 重镇安神，低热反复加柴胡 9 g,黄芩 15 g 和解除热，大便欠畅加制大黄 9 g,瓜蒌仁 15 g 润肠通便，胃火牙龈肿胀疼痛加生石膏 30 g,淡竹叶 30 g 清泻胃火，痰热咳嗽加苦杏仁 9 g,葶苈子 15 g,佛耳草 15 g,鱼腥草 30 g 清热止咳化痰等。2017 年 5 月 26 日复查血常规

示白细胞 $4.1 \times 10^9/L$,红细胞 $3.55 \times 10^{12}/L$,血红蛋白 112 g/L,血小板 $177 \times 10^9/L$。患者精神状态大为改观,面容渐见润泽,头发变黑,饮食增进,眠可,体力日渐充沛,二便可,体质量增加 5 kg,贫血明显改善,多次复查提示 AML－M4b－CR 缓解状态,病情稳定,且生活质量明显提升。

【按语】 本案是王羲明以扶虚固真法分期论治急性髓细胞性白血病的典型验案。该患者化疗前以乏力发热伴皮下出血为主症,结合骨髓穿刺结果明确中医诊断为"急髓毒"。《景岳全书·血证》有"血动之由,惟火惟气耳",患者初诊虽有乏力、腰酸等虚劳见证,但结合口渴引饮、皮下出血色鲜红等,仍属本虚标实之证,标实在于毒聚骨髓,气血两燔,宗"急则治其标"原则,以犀角地黄汤为主清热凉血,配生石膏则气血两清,另佐以土茯苓、漏芦、龙葵、大青叶以增清热解毒之力;考虑到患者兼有脾肾亏虚特点,故投以黄芪四君子汤、二至丸等健脾滋肾养阴,标本兼顾。化疗期间,患者以脾虚失运,清阳不升,胃失和降为主要矛盾,症见全身倦怠、头晕乏力及恶心作呕,故以化湿健脾助运,和胃降逆为法,配合熟地黄、枸杞子、制黄精、桑椹滋肾填精,以兼顾脾肾,少佐土茯苓、漏芦等祛邪之品以增效解毒。化疗后期,患者肾精亏虚之象凸显,故见精神萎靡不振、倦怠乏力头晕、面色晦暗、腰膝酸软,治当扶虚固真为要。五诊时,王羲明于大队健脾填精补肾之品中少佐温阳药,如仙茅、淫羊藿、补骨脂、肉桂等以求阳生阴长,少火生气。六诊时,患者精力改善,谷气来复,故加龙葵、板蓝根、漏芦、土茯苓清热解毒以清余毒,标本兼顾。本案整体过程分期论治,以扶虚固真法贯穿始终,并根据邪气进退,矛盾主次的变化灵活调整用药。随访 1 年余,患者病情稳定,临床疗效满意。

急性髓细胞性白血病是一类造血干、祖细胞来源的恶性克隆性疾病,以骨髓中异常原始细胞及偏原始的幼稚细胞大量增殖并抑制正常造血为主要特征,临床表现为贫血、感染、出血及髓外器官组织浸润,病情进展迅速,预后较差。临床上,患者多为中老年人,其发病率与年龄呈正相关,50 岁开始明显上升,60～69 岁达峰,患者多合并基础慢性疾病,对化疗的耐受性较差,化疗相关病死率及复发率高,完全康复时间长,且常出现感染、出血等并发症。因此,围绕化疗期间的增效减毒是中医药发挥特色和优势之处。王羲明抓住化疗期和化疗间歇期的病机转化特点,强调分期论治,并以扶虚固真为治疗大法。化疗前期正虚邪毒并重,治宜扶虚解毒之法;化疗期间脾胃虚弱,运化不及,重在健脾助运,以资化源;化疗后期以骨髓受损,邪毒残留为特点,治宜扶虚填精,固护真元,兼清余毒。只要谨守病机,随证变法,便可获得满意疗效。

第五章

医案医话篇

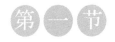

鼻咽癌

中医学认为，鼻咽癌的发生，与机体内外多种致病因素有关，尤其是先天禀赋不足，正气虚弱，或情志不遂，饮食不洁，脏腑功能失调，致邪毒乘虚而入，凝结成癌肿。其病理机制有四：一是热毒。情志不遂，郁而化火，肝胆火毒循经上移；或过食肥甘嗜酒、饮食不洁，损伤脾胃，痰火与邪毒互结；或素体蕴热，复感邪毒，肺气不宣，肺热痰火互结，灼腐肌膜。二是痰凝。肝胆火旺，灼液为痰，或肝郁犯脾，脾失健运，水湿内停，痰浊内生，阻塞经络，凝结成肿块。三是气滞血瘀。情志不遂，肝失疏泄，气机不畅，气郁日久，血行受阻，气血瘀滞经络，结聚而成肿块。四是正虚。先天禀赋不足，脏腑功能失调，主要为肝脏功能失调，导致热毒，痰火结聚，气血运行不畅，经络阻滞而成癌肿。各种病理机制常常是互相关联或复合在一起，大多是虚实夹杂，需根据不同的情况治疗。

中医学据其临床表现将其归属于"失荣""鼻渊""真头痛""上石疽""控脑砂"等范畴。最早记载见于《黄帝内经》，《素问·气厥论》曰："鼻渊者，浊涕下不止也。传为衄蔑、瞑目。"历代医著对本病的症状已有较详细的描述，如明代《外科正宗》曰："失荣症失于耳前及项间，初如痰核，久则坚硬，渐大如石，破后无脓，惟流血水，坚硬仍作，肿痛异常，乃百死一生之症。"清代《医宗金鉴》曰："（上石疽）生于颈项两旁，形如桃李，皮色如常，坚硬如石，脊痛不热……初小渐大，难消难溃，既溃难敛，疲顽之症也。"又曰："鼻窍中时流黄浊涕……若久而不愈；鼻中淋沥腥秽血水，头眩虚晕而痛者……即名控脑砂。"关于本病的病因病机，历代医家也有较深入的认识。《外科正宗》曰："失荣者，先得后失，始富终贫；亦有虽居富贵，其心或因六欲不遂，损伤中气，郁火相凝，隧痰失道，停结而成。"《外科真诠》认为："石疽……乃肝经郁结，气血凝滞而成。"医家们已认识到本病"药石无功，针灸难效，万死一生，害人甚速"，总结了不少有效的治疗方法。《外科正宗》有内服和荣散坚丸和外敷飞龙阿魏化坚膏之法。《医宗金鉴》还强调据证辨治之法："初起气实者，宜服舒肝溃坚汤；气虚者，宜服香贝养荣汤。外用葱白、蜂蜜，捣泥敷贴。久不消者，以阳燧锭每日灸之，以或消，或软，或将溃为度。"

目前鼻咽癌的治疗西医以放疗及化疗为主。中医学认为，放射线是一种"火邪",作用于机体导致热毒过盛。火为阳邪,易伤津耗气,生风动血。热毒过盛,热极化火,伤津耗液,引起阴虚火旺的证候,阴津不足导致阳气衰微,致使气阴两虚,气虚则阳微,脾阳不振,运化失调,可出现脾胃失调之证候。但在放疗后的早期表现或者症状较轻的患者中,火热之象并不是十分明显,放疗早期出现的局部反应出现的诸多炎症,如鼻燥咽干、口唇皲裂、舌上少津、干咳无痰、痰中带血、大便干结或皮肤干燥、毛发不荣等表现,更符合阴虚温燥的症状。随着放疗次数的增加,射线剂量的逐渐累积,患者的毒副反应也相应的加重,更为符合火热致病的特性,主要表现出津伤阴亏的燥证,阴亏无以载气则气虚,气虚鼓动乏力则血运不畅造成血瘀。因此,临床上放射治疗中多表现为气阴两虚、脾胃失调、气虚血瘀等证候,王義明在治疗上往往以清热解毒、润燥生津、益气养阴、健脾和胃等为主要治则遣方用药。

案

詹某,女,45岁。

[初诊] 2018年9月1日。2019年2月13日患者出现痰中带血,就诊于专科医院活检为鼻咽癌,于2019年4月11日在外院质子重离子中心放疗33次,化疗5次,2018年5月29日出院共49日。刻下:口干,胃纳不香,腰背酸痛,鼻塞流黄涕,膝软较乏力,颈部淋巴结无转移,苔薄腻,脉细弦。

西医诊断:鼻咽癌放疗后。

中医诊断:鼻渊。

辨证:气阴两虚证。

治则:益气养阴。

处方:生黄芪30g,五味子9g,生薏苡仁15g,黄精12g,生地黄9g,熟地黄9g,黄芩18g,谷芽15g,麦芽15g,山药12g,党参9g,黄连6g,天龙6g,半枝莲30g,天冬12g,麦冬12g,射干15g,板蓝根30g,山慈菇9g,14剂。

[二诊] 2018年9月15日。服药后白细胞较前升高,$2.2×10^9$/L~$3.15×10^9$/L。鼻涕虽减未除,鼻涕色黄有血丝,左肩酸痛,颈部僵直,口干,胃纳不香,晕车,大便从干到2日1次,苔薄腻,脉弦细。

处方:生黄芪30g,泽漆30g,板蓝根30g,黄精30g,生地黄12g,熟地黄12g,苍耳子9g,徐长卿30g,生薏苡仁15g,天冬12g,麦冬12g,射干15g,伸筋草30g,山慈菇30g,天花粉30g,天龙6g,杜仲12g,怀牛膝9g,14剂。

【按语】放疗后康复期的鼻咽癌患者,尽管在接受热毒性质之放射线治疗后存在阴津耗伤,但其遗留的病理损害,最多亦不过是气阴两虚,仍然以气虚为主要病机。阴津不足,故见口干;脾胃气虚,无以运化水谷,见胃纳不香;气虚气滞,不通则痛,见腰背酸痛,膝软乏力。治拟益气养阴。生黄芪益气,生薏苡仁健脾渗湿,山药健脾补肺,生地黄、熟地黄滋补肝肾阴虚,五味子填精生津,黄连、黄芩清热化浊,天冬、麦冬养阴生津,黄精健脾补肾,半枝莲、射干、板蓝根、山慈菇清热解毒散结。二诊患者白细胞偏低,为前期化放疗攻伐过度,仍有口干,胃纳不香,少有鼻血,治拟益气养阴。用天花粉生津止渴,板蓝根、天龙、山慈菇清热解毒散结,杜仲、怀牛膝强腰肾,徐长卿行气通络止痛,苍耳子通鼻窍,祛风湿,泽漆行水消肿。

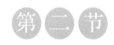

口腔黏膜肿瘤

广义的口腔肿瘤包括发生于牙龈、舌、软硬腭、颌骨、口底、口咽、涎腺、唇、上颌窦以及颜面部皮肤的癌症等。口腔癌是头颈部较常见的恶性肿瘤之一,导致患者出现麻木、疼痛等症状,并造成其言语、吞咽功能明显障碍。口腔癌多见于中老年人群,临床上 80% 的口腔癌病例发生于 45 岁以上人群。

舌癌初期表现为黏膜小硬结,逐渐增大,继而在中心区出现边缘微隆起之小溃疡,多无明显症状或有微痛。病变逐渐向深部及周围组织扩展,合并感染时产生较为剧烈的疼痛。进一步发展可使舌运动受限,影响说话、进食及吞咽。侵犯口底或超越中线累及全舌时,则舌处于完全固定状态,并开口困难。晚期常合并组织坏死、出血、营养障碍等。唇癌肿物呈菜花状,表面坏死溃破,自觉症状不明显,合并感染则有疼痛;晚期可累及全唇、颏部皮肤及下颌骨。其他口腔部癌症因其发病部位不同,而有相应的临床表现。

 案

姜某,女,76 岁。

[初诊] 2018 年 6 月 16 日。患者 2017 年刷牙时弄破左颊部黏膜久久不能愈合,后就诊于某专科医院行增强 CT 示左颊部恶性占位伴左侧颈 2 区淋巴结转移。未行手术。目前口腔局部有溃疡,左颊部有病灶,左颌下淋巴结 1 cm 大

小,大便质中,日行一次,夜寐不安,舌淡,苔薄腻,脉细弦。

西医诊断:左面颊部占位。

中医诊断:恶疮。

辨证:正虚邪盛证。

治则:扶正祛邪。

处方:生黄芪30g,夏枯草15g,海藻30g,制黄精9g,生地黄9g,黄连6g,山慈菇9g,陈皮6g,当归18g,葛根9g,蒲公英30g,肥知母9g,炒白芍18g,黄芩15g,生石膏30g,淡竹叶30g,天花粉30g,川石斛9g,酸枣仁9g,合欢皮9g,14剂。

[二诊] 2018年6月30日。患者服药后口干好转,夜有流涎,手心热有好转,大便日1次,头晕左面颊部隐痛肿物,舌淡,苔薄腻,脉弦细。2018年6月12日复查增强CT摄片提示左颊部恶性占位伴左侧颈2区淋巴结转移。建议患者于专科医院行切除手术。

处方:生黄芪30g,板蓝根30g,半枝莲30g,天龙6g,生石膏30g,首乌片18g,黄连6g,天花粉30g,当归18g,炒白芍18g,黄芩15g,川石斛9g,14剂。

【按语】《明医指掌·杂科》谓:"上齿隶于坤土,足阳明胃脉贯络也……下龈属手阳明大肠脉贯络也。"脾、胃二经均循口齿而过,审察口齿病证,可循病之所归,从脾胃而治,可显效,即"各审其证而治之,无不验也"(《明医指掌·口齿证二》)。可见,口齿疾患与脾、胃二经关系密切。《太平圣惠方》云:"夫口齿者,为脏腑之门户,呼吸之机关,纳滋味以充胃肠,通津液以润经脉。故口为脾之应候,齿作骨之荣华,在乎一身实为大要。"认为口唇为人体脏腑的重要门户,乃"脾之合肉也"。脾胃健运,则知五味,纳水谷,滋养其窍;脾升清善运输,喜燥而恶湿。生理状态下,口窍得以濡养,完成纳食、泌津、助化等生理功能,乃饮食、呼吸、发语之始,显感应传导之效。病理状态下,若口唇失司,水谷精微纳入受阻,轻者脾胃健运功能失调,久之水湿内生,痰湿聚停,重者脾气衰败,气血失荣,口唇之疾加重,有"唇痿不收,脾气绝也"。故治以扶正健脾,解毒清热为主。方中生黄芪益气托疮生肌,生地黄、天花粉、川石斛养阴生津,当归、白芍补血养血,黄芩、黄连解毒燥湿,夏枯草软坚散结,生石膏、淡竹叶、知母清火解毒,山慈菇、蒲公英清热解毒抗癌,海藻软坚散结,制黄精养阴健脾,陈皮健脾燥湿,合欢皮、酸枣仁安神。二诊服药后患者阴虚症状较前好转,仍有苔薄腻,脉弦细。加用半枝莲、板蓝根清热解毒抗癌,天龙散结止痛,首乌解毒消肿。治疗应以手术为主,故而奉劝患者尽早手术。

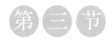

甲状腺癌、甲状腺结节

　　甲状腺癌主要由于情志不遂,肝郁不舒,导致脾气亏虚,运化失司,痰湿内聚,并随肝气上逆,凝结于颈部,气血瘀阻,日久毒聚所致。其中情志不畅及饮食、水土失宜是导致本病发生的重要因素。中医治疗甲状腺癌可以贯穿治疗全程,以辨证论治为治疗原则,从整体观角度出发,运用辨证与辨病相结合的方法,扶正祛邪,标本兼治,对患者全身状况进行个体化调护。具体来说,初期患者以气滞痰凝,瘀毒互结为主,治疗上以疏肝理气、活血化瘀、化痰散结等祛邪为主;随着疾病的迁延,中晚期患者则由实转虚,出现肝脾虚损,气血亏虚,治疗上则注重以健脾益气等扶正培本之法为主,佐以祛邪之法,即所谓且补且攻;至晚期患者,则出现耗伤阴液,心肾阴虚,治疗上则以滋阴补肾等扶正固本法为主。

　　甲状腺结节是指在甲状腺内的肿块,可随吞咽动作随甲状腺而上下移动,是临床常见的病症,可由多种病因引起。临床上有多种甲状腺疾病,如甲状腺退行性变、炎症、自身免疫以及新生物等都可以表现为结节。甲状腺结节可以单发,也可以多发,多发结节比单发结节的发病率高。常为甲状腺囊内单个边界清楚的结节,有完整的包膜,大小为1～10 cm。此病在全国散发性存在,于地方性甲状腺肿流行区稍多见。甲状腺腺瘤的病因未明,可能与性别、遗传因素、射线照射、促甲状腺激素过度刺激、地方性甲状腺肿疾病有关。

 案一

　　高某,男,46岁。

　　患者于2018年5月15日做B超示甲状腺钙化。穿刺病理为甲状腺癌,2018年6月1日手术切除,现胃纳佳,夜寐尚可,脉细弦,苔薄白。

　　西医诊断：右甲状腺癌术后。

　　中医诊断：石瘿。

　　辨证：邪衰正虚证。

　　治则：扶正祛邪。

　　处方：党参9 g,熟地黄9 g,山慈菇9 g,制黄精9 g,白茯苓30 g,生白芍18 g,

陈皮6g,生薏苡仁15g,炒白术15g,当归18g,炒谷芽15g,炒麦芽15g,广郁金9g,生甘草6g,川芎9g,14剂。

【按语】甲状腺癌属于中医"瘿瘤""痰核"范畴。往往气血不足而致痰瘀凝滞,治疗方面主要是增强正气,以补益气血为主。方中八珍汤为主益气补血,另予陈皮健脾化湿,生薏苡仁健脾化湿,炒谷、麦芽消食健脾,制黄精健脾益精,山慈菇解毒散结,广郁金行气舒肝,诸药共奏扶正祛邪之功。八珍汤所治气血两虚证,多由久病失治,或病后失调,或失血过多而致,病在心、脾、肝三脏。心主血,肝藏血,心肝血虚,故见面色苍白、头晕目眩、心悸怔忡、舌淡脉细;脾主运化而化生气血,脾气虚,故见面黄肢倦、气短懒言、饮食减少、脉虚无力。治宜益气与养血并重。方中党参与熟地黄相配,益气养血,共为君药。炒白术、白茯苓健脾渗湿,助党参益气补脾,当归、炒白芍养血和营,助熟地黄滋养心肝,均为臣药。川芎为佐,活血行气,使地、归、芍补而不滞。生甘草为使,益气和中,调和诸药。

案二

王某,男,32岁。

[初诊]2018年6月15日。患者于2018年4月2日发现左颈部肿块,2018年4月24日手术,术后出院。诊断为右侧甲状腺乳头状癌,颈部淋巴结19/24转移。刻下舌淡,苔薄白,脉细弦。

西医诊断:左甲状腺乳头状癌术后。

中医诊断:石瘿。

辨证:气滞痰凝证。

治则:理气化痰。

处方:生黄芪30g,漏芦30g,山慈菇9g,制黄精9g,党参15g,土茯苓30g,苦参片18g,陈皮6g,升麻30g,鱼腥草30g,半枝莲30g,黄毛耳草30g,炒白术18g,开金锁30g,石上柏30g,生甘草6g,14剂。

[二诊]2018年7月6日。患者脚气发作,有水疱,甚痒。初诊日方加羊蹄根30g,白鲜皮9g,14剂。在原方基础上加白鲜皮清热解毒燥湿,治疗脚气,羊蹄根清热消炎。

【按语】患者甲状腺癌术后淋巴结转移,甲状腺癌中医认为是气滞、痰凝、血瘀壅结所致。因情志内伤,肝气疏泄失司,郁结不化,脾气随之受累,运化失司,津液失去布敷,凝聚成痰,痰凝与气郁相互搏结,交阻于颈,遂成瘿瘤,继之气郁而累及血循,血行不畅,瘀阻经络,痰凝又更阻碍血运,痰瘀交凝,瘿肿更趋坚硬。

治拟驱邪扶正。生黄芪、党参益气,白术健脾,升麻升阳举陷,黄精健脾补肾,漏芦、山慈菇、土茯苓、苦参片、鱼腥草、半枝莲、黄毛耳草、石上柏清热解毒抗癌,甘草调和诸药。

案三

周某,男,27岁。

[初诊] 2018年4月27日。

患者于2016年12月体检发现甲状腺结节,2018年4月超声示左侧甲状腺结节样病灶,拟T1RADS6左侧颈部淋巴结显示。2018年4月8日穿刺考虑甲状腺乳头状癌。舌淡,苔白,脉细弦。

西医诊断:左甲状腺乳头状癌。

中医诊断:石瘿。

辨证:痰凝气滞,化痰散结证。

治则:健脾除湿,化痰软坚。

处方:夏枯草18g,山慈菇9g,陈皮6g,生薏苡仁9g,白芥子9g,王不留行9g,赤小豆30g,射干12g,14剂。

【按语】甲状腺癌属中医"瘿瘤""痰核"等范畴,一般病因从气、湿、痰、瘀四者蕴结颈前来认识。王羲明以健脾除湿,化痰软坚为治疗原则。方用夏枯草、白芥子化痰软坚,散结消瘿,王不留行活血化瘀,消坚散结,射干清热降火,解毒消瘿,陈皮等燥湿化滞,赤小豆、生薏苡仁渗湿利水,山慈菇清热解毒,消痈散结。在瘿瘤初始期,如出现湿滞食积时,选用苍术、川厚朴、木香、陈皮等燥湿化滞类中药;出现痰凝,选用半夏、陈皮、夏枯草、海藻等化痰软坚类中药;出现壅热结毒,选用板蓝根、鱼腥草、黄芩、黄连、秦皮、白头翁等清热解毒类中药;出现瘀阻,选用桃仁、红花、三棱、莪术等活血化瘀类中药。

案四

杨某,男。

发现甲状腺占位7年,乏力伴颈部不适1周。患者于2010年1月无意中自行扪及左颈部肿块,2010年1月7日彩超提示甲状腺左叶恶性肿瘤,左侧颈部淋巴结转移性肿大,甲状腺右叶未见明显异常,右侧颈部淋巴结未见明显肿大。2010年1月12日颈部CT提示左甲状腺占位伴左颈部淋巴结肿大,考虑甲状腺癌伴淋巴结转移可能。遂行左甲状腺素钠片口服治疗,并至我科门诊行中药治疗至今,其间于 2011 年 1 月 28 日行左侧甲状腺肿块穿刺,病理示肿瘤细胞,倾向乳头状癌,请手术时送冰冻进一步确诊。后多次中药抗肿瘤治疗。近 1 周患者自觉乏力,伴有颈部不适,神志清晰,面色欠华,形体适中,目睛正常,舌红,苔薄白,无瘀斑,无齿痕。颈部见肿物数枚。

西医诊断:甲状腺恶性肿瘤,乳头状癌,颈部淋巴结继发恶性肿瘤,糖尿病,前列腺增生,安装心脏起搏器术后。

中医诊断:石瘿。

辨证:肝郁脾虚证。

治则:健脾疏肝。

处方:陈皮 6 g,白芥子 9 g,橘核 6 g,玄参 18 g,莪术 18 g,川厚朴 6 g,火麻仁 27 g,王不留行 9 g,皂角刺 9 g,枳实 9 g,石上柏 15 g,龙葵 15 g,羊乳根 15 g,僵蚕 9 g,天龙 3 g,干蟾皮 9 g,川牛膝 9 g,远志 9 g,天南星 9 g,山慈菇 9 g,蜂房 9 g,浙贝母 9 g,茯神 15 g,虎杖 15 g,14 剂。

【按语】本病多因内伤七情,忧恚怒气,肝郁气滞,痰湿瘀阻所致。湿阻、血瘀、痰凝为甲状腺腺癌发病的病机,因而在治疗中以理气、化痰、化瘀为主,由此提出健脾除湿,化痰软坚为治疗原则。白芥子消痰结,散瘿瘤;浙贝母、天南星、陈皮、橘核理气化痰;莪术、王不留行有活血化瘀,消瘿散结之功;川厚朴、火麻仁、枳实行气通腑;僵蚕、天龙、干蟾软坚散结;皂角刺、石上柏、龙葵、羊乳根、山慈菇、虎杖清热降火,解毒消瘿;蜂房祛风止痛;川牛膝逐瘀通经;远志祛痰消肿。

案五

李某,女,47 岁。

[初诊] 2017 年 9 月 17 日。患者因发现甲状腺结节 2 个月余,伴乳腺小叶增生 3 年就诊。刻下:甲状腺结节,乳房经期胀痛不舒,偶有胸闷、烦热,平素急躁易怒,睡眠一般,胃纳可,便秘,小便色黄,舌质淡红,苔薄黄,脉弦数。触诊可及甲状腺部结节,光滑无粘连,质中,轻微压痛。甲状腺彩色超声提示甲状腺结节。双侧甲状腺回声稍增密,于右侧甲状腺下极探及 10 mm×5 mm 大小的低回声结节,内部回声不均匀,周边境界清晰。CDF 提示该团块内探及条索状血流信息。

西医诊断:甲状腺结节。

中医诊断:瘿瘤。

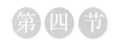

辨证：肝气郁滞，气郁化火证。

治则：理气舒郁，消瘰散结。

处方：淡海藻 30 g，夏枯草 15 g，生艾叶 9 g，牡丹皮 9 g，赤苓 12 g，猪苓 12 g，福泽泻 15 g，赤小豆 12 g，嫩射干 15 g，重楼 15 g，王不留行 12 g，苍术 12 g，白术 12 g，白芥子 6 g，川椒目 3 g，上肉桂 3 g（后下），7 剂。

［二诊］药后前颈部已无不适，胃纳增进。初诊方加土茯苓 30 g，7 剂。

［三诊］服上方，前颈部肿物缩小为直径 2.0 cm，且较前为软而平些。惟近日大便干燥，带有鲜血。二诊方去肉桂，继服 7 剂。

［四诊］便血已止，夜寐不安，前颈部肿物已缩小。三诊方加夜交藤 30 g，继服 14 剂。

［五诊］夜寐已好转，前颈部已触不到肿物，舌质淡红，苔薄白，脉濡。继服前方 7 剂。

［六诊］诸症稳定，B 超复查提示原右甲状腺处实质性占位已消失，继服前方 49 剂。停药随访，并多次检查，前颈部瘿瘤未再出现而告治愈。

【按语】方用海藻软坚散结，消痰利水；夏枯草、白芥子有消痰结，散瘿瘤的功效；王不留行、牡丹皮有活血化瘀，消瘿散结之功；生艾叶、川椒目温煦气血，阳盛阴敛，加强温阳作用，使推动气血运行而消散瘿瘤；苍术、白术能健脾和中化湿；猪苓、泽泻、赤小豆均有消肿利水渗湿作用，导湿热从下焦而去；重楼、射干清热降火，解毒消瘿。诸药协同，疗效较好。

第四节

肺癌、肺结节

肺癌多属于中医学"肺积""息贲""咳嗽""咯血""胸痛""喘证"等范畴。中医认为正虚（内因）与邪实（外因）是肺癌发病的主要因素。通常是由于饮食失调、劳倦过度、情志不畅等导致脏腑阴阳失调，正气虚损，后六淫之邪乘虚袭肺，邪滞胸中，肺气积郁，宣降失司，气机不利，血行受阻；津液失于输布，津聚为痰，痰凝气滞，瘀阻脉络，于是气、血痰胶结，日久形成肺部癥结。因此，肺癌是因虚而致病，因虚而致实，与肺、脾、肾三脏密切相关，是一种本虚标实的疾病。肺癌的虚以阴虚、气阴两虚为主；实则不外乎气滞、血瘀、痰凝、毒聚的病理变化。

案一

张某,女,61 岁。

2015 年 9 月患者因咳嗽、痰中带血,于西医医院摄片,示左肺癌,后就诊于某专科医院,2015 年 11 月 4 日行左肺癌切除手术。出院诊断"左肺上叶微浸润性腺癌术后,未做化疗",2017 年 9 月 19 日开始服吉非替尼。近日发热 39.5℃,头不晕,胃纳佳,夜寐可,舌淡白,苔薄腻,脉弦。

西医诊断:左肺上叶微浸润腺癌术后,基因 *EGFR19* 突变。

中医诊断:肺积。

辨证:邪实正虚证。

治则:扶正祛邪。

处方:生黄芪 30 g,漏芦 30 g,蒸百部 30 g,制黄精 9 g,炒白术 18 g,土茯苓 30 g,白花蛇舌草 30 g,生薏苡仁 15 g,白茯苓 30 g,鱼腥草 30 g,淮山药 9 g,预知子 15 g,升麻 30 g,开金锁 30 g,台乌药 9 g,陈皮 6 g,14 剂。

【按语】肺气郁闭,宣降失司,集聚成痰,痰凝气滞,痰气瘀毒结于肺脏,日久形成积块。肺癌因虚致实,虚实夹杂,虚以阴虚、气阴两虚多见,实以气滞、血瘀、痰凝、毒聚为主,病位在肺,与脾、肾关系密切,多为本虚标实之病。患者目前口服靶向药物,存在不容小觑的不良反应,包括皮疹、腹泻、间质性肺炎和肝毒性等,轻则影响患者的生活质量,重则导致药物减量或中止治疗,甚至死亡。中医可以通过配伍来控制方剂中各药物的作用方向,并解决部分中药存在毒副作用的问题。靶向药物具有耗气伤津的特性,患者服药后的核心证型是气阴两虚证,应配伍甘寒凉润之药,益气养阴,清热解毒,而忌用苦温燥湿之药劫伤津液,也忌重用苦寒之药冰伏邪气。久病伴有发热,治拟扶正祛邪。方用生黄芪益气,炒白术、白茯苓健脾化湿,制黄精健脾益气,生薏苡仁化湿健脾,陈皮健脾理气,升麻提升阳气,白花蛇舌草、漏芦清热解毒,土茯苓解毒,鱼腥草、开金锁解毒排脓,百部润肺止咳,山药补脾益肾,乌药、预知子行气止痛。

案二

傅某,女,70 岁。

患者于 2016 年体检发现肺左上部占位性病变,2016 年 7 月 1 日行左肺肿块活检,发现癌细胞,倾向腺癌。2016 年 7 月 23 日开始口服吉非替尼片。2017 年

5月4日复查CT提示左肺上叶肿块较前相仿。左肺及左侧胸膜转移,部分较前略增大。附见甲状腺病变及肝脏多发结节。2017年8月13日胸部CT考虑进展后,重新取活检提示 *EGFR21* 突变、T790M阴性。2017年9月23日开始行化疗(培美曲塞 750 mg d1＋卡铂 450 mg d1)。化疗患者不能耐受,2017年10月10日口服阿法替尼,出现手足甲沟炎。2017年12月19日外院复查CT提示左肺癌,复查左肺上叶肿块较前相仿;左肺及左侧胸膜多发转移,部分较前增大,部分较前缩小。左肺门稍大淋巴结,右肺散在多发微小结节。T6椎体骨转移可能,T4椎体内局灶性骨质致密。刻下:咳嗽较多,连续不断,胃纳不香,夜寐欠佳,心悸。近1周来,服咳嗽药后收缩压高达 200 mmHg,目前口服硝苯地平片降血压,血压 110/60 mmHg。舌淡红,苔薄,脉细。

西医诊断:左肺腺癌,多发转移。

中医诊断:肺癌。

辨证:气阴两虚证。

治则:益气养阴。

处方:生黄芪 30 g,漏芦 30 g,当归 18 g,汉防己 18 g,炒白术 18 g,土茯苓 30 g,炒白芍 18 g,黄精 9 g,陈皮 6 g,柴胡 9 g,鱼腥草 30 g,生薏苡仁 15 g,升麻 30 g,党参 18 g,开金锁 30 g,14 剂。

【按语】患者肺气不足,肺失宣肃,肺气上逆,见有咳嗽;脾胃虚弱,水谷不化,见胃纳不香;气不足无以濡养心血,夜寐欠安,心悸。中医认为,靶向治疗所致手足甲沟炎,其总的病因病机为阴虚血燥在内,毒邪结聚在外。药毒之邪侵扰腠理,火毒炽盛,燔灼营血,肺经郁热不得外泄,故外发于皮肤;邪毒入里化热,灼伤阴津,故肌肤失养。辨证使用中药口服治疗,不仅可缓解皮疹、瘙痒等反应,而且不会降低分子靶向药物抗肿瘤疗效。治拟扶正祛邪,生黄芪、党参益气,炒白芍、当归养肝补血,黄精益气填精,生薏苡仁健脾化湿,柴胡和解表里,汉防己祛风止痛、利水消肿,漏芦、土茯苓、鱼腥草、开金锁清热解毒消痈,升麻提升阳气。诸药合用以达扶正祛邪之功。

 案三

张某,女,67 岁。

右肺肿块切除术后9个月余,乏力1周。患者2014年6月发现右肺小结节,定期随访复查,2015年4月14日于某专科医院行 VATS 右肺上叶楔形切除＋右肺下叶楔形切除＋系统性淋巴结清扫术。术后病理提示(右肺上叶楔切)

原位腺癌,非黏液性。肿瘤抵达胸膜下,未突破弹力层,直径 0.5 cm。(右肺下叶楔切)原位腺癌,非黏液性。肿瘤抵达胸膜下,未突破弹力层,0.7 cm×0.4 cm×0.6 cm。送检淋巴结 3 组未见癌转移。刻下:神清,精神可,乏力较前略好转,时有干咳,无痰,无胸闷气促,无发热,胃纳可,夜寐差,舌红,苔薄,脉细。

西医诊断:右肺恶性肿瘤,右肺原位腺癌,pT1N0M0 脑膜瘤。

中医诊断:肺癌。

辨证:气阴两虚证。

治则:益气养阴。

处方:北沙参15 g,麦冬9 g,玉竹9 g,生黄芪30 g,石上柏15 g,石见穿15 g,半枝莲15 g,鱼腥草15 g,炒谷芽9 g,炒麦芽9 g,焦山楂6 g,焦神曲6 g,天麻18 g,川芎12 g,白扁豆27 g,五味子9 g,海螵蛸9 g,骨碎补18 g,佛手12 g,首乌藤15 g,瓦楞子9 g,西青果3 g,乌药6 g,炮姜3 g,枸杞子9 g,糯稻根9 g,14 剂。

【按语】肺气虚弱,正气不足,正虚邪实,搏结成为癥积之病,癌毒阻肺,耗伤气血津液,进一步损伤肺之气阴,结合舌脉,辨证为气阴两虚证。其病证特点气阴两亏,故治疗宜益气养阴,扶助正气。因脾胃运化功能尚正常,故拟解毒攻邪作为重点。药用北沙参、麦冬、玉竹、天花粉、仙鹤草、地骨皮清肺益气养阴;石上柏、石见穿、半枝莲、鱼腥草清热解毒,化痰祛瘀,散结消癌;炒谷芽、炒麦芽、焦山楂、焦神曲健脾和胃;天麻、川芎活血行气;五味子、海螵蛸、糯稻根、首乌藤收涩止汗,宁心助眠;佛手、瓦楞子、乌药、炮姜疏肝理气,和胃止酸,共奏扶正消癌之功效。

案四

楼某,男。

患者体检发现右上肺占位性病变。2013 年 4 月 16 日于外院行 PET - CT 提示右肺上叶尖段肿块,FDG 摄取增高,考虑周围性肺癌并远端阻塞性肺炎。4 月 28 日外院行右肺上叶切除术+纵隔淋巴结清扫,病理示右肺上叶尖后段腺癌,腺泡样及实性混合亚型,伴坏死,中低分化。2014 年 3 月 26 日我院胸部 CT 提示右肺术后,左上叶磨玻璃小结节影。7 月 24 日我院头颅 MRI 提示脑转移,7 月 29 日住外院行脑放疗。放疗后行 3 周期 AP 方案姑息化疗。化疗后患者出现Ⅱ度肝损,住我科予保肝治疗后好转出院。后多次住我科予保肝及中药抗肿瘤治疗。近 1 个月时觉乏力,神清,偶有咳嗽咳痰,无发热、头痛,胃纳可,夜寐欠佳,舌红,苔薄白,脉沉细。

西医诊断:右肺腺癌术后,pT2aN0M0 脑继发恶性肿瘤,cT2aN0M1。

中医诊断:肺癌。

辨证:肺脾气虚证。

治则:健脾补肺。

处方:生黄芪 30 g,白术 9 g,白茯苓 12 g,陈皮 9 g,生薏苡仁 18 g,生地黄 18 g,枸杞子 9 g,女贞子 9 g,北沙参 9 g,麦冬 9 g,当归 6 g,白芍 9 g,赤芍 9 g,佛手 6 g,玫瑰花 6 g,山药 30 g,木香 6 g,蛇六谷 15 g,白花蛇舌草 15 g,炒稻芽 18 g,炒麦芽 18 g,生山楂 9 g,焦栀子 9 g,泽泻 6 g,黄连 3 g,14 剂。

【按语】本例患者脾气不足,肺气虚弱,正虚邪实,久嗜烟毒,搏结成为癥积之病,癌毒阻肺,耗伤气血津液,进一步损伤肺气,结合舌脉,辨证为肺脾两虚证。故治宜健脾益肺,益气养阴,扶助正气。因脾胃运化功能尚正常,故拟解毒攻邪作辅。药用生黄芪、白术、白茯苓、陈皮、薏苡仁、谷麦芽、生山楂、山药健脾益气,北沙参、麦冬、生地黄清肺益气养阴;当归、白芍、枸杞子、佛手、玫瑰花、木香理气,白花蛇舌草、蛇六谷、栀子清热解毒,化痰祛瘀,散结消癌,共奏扶正消癌之功效。

案五

张某,女。

患者于 2013 年 4 月因"反复咳嗽 1 年,加重半个月"至某专科医院,CT 检查发现左肺结节,4 月 8 日于该院行 VATS 左肺上叶切除术,术后病理示左上叶尖后段,中分化腺癌(乳头为主型,伴有部分腺泡样结构),侵及脏层胸膜。纵隔肺门淋巴结未见癌转移。术后予以辅助化疗 4 周期(长春瑞滨 40 mg d1,8+顺铂 60 mg d1、d2)。外院定期复查肺部 CT,病情稳定。2017 年 5 月 2 日外院胸部 CT 提示左肺癌术后改变,左残肺小结节,较 2016 年 12 月 7 日片变化不大,附见左侧肾上腺饱满。右侧锁骨头密度不均。2017 年 7 月起,多次于我科住院中药抗肿瘤治疗。2018 年 12 月 12 日我院复查胸部 CT 提示左肺上叶术后,左肺少许慢性炎症;轻度脂肪肝,肝囊肿可能。后定期于我院行中医药抗肿瘤治疗,症情平稳,近 1 周患者自觉乏力,夜间咳嗽,少痰,活动后气急,下肢乏力,略口干,二便尚调,夜寐欠安,胃纳尚可。

西医诊断:左肺恶性肿瘤,腺癌术后。

中医诊断:肺癌。

辨证：气阴两虚证。

治则：益气养阴。

处方：太子参9g,北沙参9g,麦冬9g,玉竹9g,合欢皮15g,茯神15g,陈皮9g,桑白皮15g,白花蛇舌草45g,石上柏15g,百合15g,金荞麦15g,白术15g,五味子30g,酸枣仁30g,石斛15g,北沙参15g,生地黄15g,麦冬15g,生黄芪30g,麻黄6g,杏仁9g,甘草12g,蝉蜕6g,知母9g,黄柏9g,龟甲9g,煅牡蛎30g,14剂。

【按语】辨证为肺脾两虚证,故治宜益气养阴,扶助正气。因脾胃运化功能尚正常,故拟解毒攻邪作辅。药用太子参、生黄芪、白术、陈皮、薏苡仁、谷芽、麦芽、生山楂、山药健脾益气,北沙参、百合、麦冬、生地黄、石斛、桑白皮清肺益气养阴;合欢皮、茯神、五味子、酸枣仁、煅牡蛎宁心安神,知母、黄柏、龟甲滋阴降火,金荞麦、麻黄、杏仁清肺止咳,石上柏散结消癌,共奏扶正消癌之功效。

案六

张某,男。

患者反复咳嗽2个月。2019年6月于外院行胸部CT提示肺部占位。2019年6月6日PET-CT提示左肺上叶尖后段纵隔胸膜下软组织肿块(3.5 cm×2.2 cm),FDG摄取增高,考虑周围型肺癌,伴纵隔、左侧锁骨上窝和左侧颈后三角多发淋巴结转移,左侧胸膜局部受侵可能,左侧胸腔少量积液。后入院就诊,胸部CT提示左肺上叶纵隔旁结节(2.6 cm),考虑恶性病变。两肺门及纵隔淋巴结明显肿大,转移可能。另两肺多发磨玻璃密度结节,需警惕早期恶性可能。两肺慢性炎症、两肺胸膜局部增厚。2019年6月14日外院支气管镜病理提示(左B1+2肿块)破碎支气管上皮及微量支气管黏膜。酶标示TTF-1弱(+),NapsinA(+),CK(+),P40部分(+),CD56(-)。活检病理提示(4L淋巴结细胞块)恶性肿瘤细胞,结合免疫组化,符合中低分化神经内分泌癌,倾向小细胞癌或复合性小细胞癌,建议加免疫组化进一步明确。行EP方案化疗2个疗程。2019年8月16日改行IP方案4个疗程,2019年12月17日起予盐酸安罗替尼胶囊1粒,每日1次,靶向治疗2个疗程。

西医诊断：左肺恶性肿瘤,淋巴结转移。

中医诊断：肺癌。

辨证：气阴两虚证。

治则：益气养阴。

处方：生黄芪 30 g，白术 9 g，白茯苓 12 g，陈皮 9 g，生薏苡仁 18 g，山药 18 g，黄精 9 g，当归 9 g，神曲 18 g，党参 18 g，大枣 18 g，知母 9 g，山茱萸 18 g，炒谷芽 30 g，炒麦芽 30 g，鸡内金 18 g，藿香 9 g，佩兰 9 g，苍术 9 g，五味子 18 g，太子参 30 g，酸枣仁 18 g，珍珠母 30 g，远志 9 g，白花蛇舌草 30 g，半枝莲 15 g，石上柏 15 g，石见穿 15 g，茵陈 15 g，豆蔻 6 g，山慈菇 15 g，重楼 18 g，蜂房 9 g，夏枯草 18 g，海藻 15 g，14 剂。

【按语】本例患者因脾胃运化功能尚正常，故拟解毒攻邪作为重点。药用生黄芪、白术、白茯苓、陈皮、薏苡仁、山药、党参、当归、大枣健脾益气，知母、五味子养阴降火，藿香、佩兰、豆蔻化湿和胃，酸枣仁、珍珠母、远志内心安神，白花蛇舌草、茵陈、石上柏、石见穿、半枝莲、山慈菇、重楼、蜂房、夏枯草、海藻清热解毒，散结消癌，炒谷芽、炒麦芽、鸡内金健脾和胃，共奏益气养阴，扶正消癌之功效。

 ## 案七

潘某，男。

发现右肺肿块 2 周。患者 2020 年 4 月 20 日自感胸闷，胸部 CT 提示右上肺不张，左下肺小结节，肺气肿，肺大疱，心影增大。2020 年 4 月 21 日行气管镜检查，病理提示(右上支气管)鳞状细胞癌。颈部淋巴结、头颅 MRI 未见转移灶。肺功能提示极重度阻塞性肺通气功能障碍，FEV1/FVC＝41％，心电图提示房颤。考虑患者有手术禁忌证，未行手术治疗。刻下：神志清晰，面色欠华，形体瘦削，目睛正常，舌红，苔薄，脉细弱。

西医诊断：左肺恶性肿瘤，鳞癌，慢性支气管炎。

中医诊断：肺癌。

辨证：气阴两虚证。

治则：益气养阴。

处方：沙参 18 g，麦冬 18 g，天花粉 30 g，玉竹 12 g，白扁豆 30 g，桑叶 15 g，甘草 6 g，生地黄 20 g，党参 12 g，半枝莲 30 g，半边莲 15 g，蛇六谷 30 g，夏枯草 9 g，海藻 15 g，天葵子 9 g，制胆南星 18 g，全蝎 9 g，蜈蚣 2 g，地龙 9 g，僵蚕 9 g，川芎 9 g，佛手 12 g，炒谷芽 18 g，炒麦芽 18 g，鸡内金 18 g，山茱萸 18 g，黄精 18 g，紫苏梗 18 g，白花蛇舌草 30 g，半夏 18 g，石上柏 15 g，石见穿 30 g，茯苓 9 g，枇杷叶 18 g，陈皮 18 g，生薏苡仁 18 g，14 剂。

【按语】因脾胃运化功能尚正常，故拟扶正为主解毒攻邪为辅。药用沙参、麦冬、天花粉、玉竹、白扁豆、桑叶、甘草、生地黄滋补肺阴，党参、鸡内金、谷芽、麦芽、白茯苓、薏苡仁、陈皮、半夏健脾益气，知母、五味子养阴降火，藿香、佩兰、豆蔻化湿和胃，酸枣仁、珍珠母、远志内心安神，半边莲、蛇六谷、天葵子、石上柏、石见穿、半枝莲、夏枯草、海藻清热解毒，制胆南星化痰消癌，全蝎、蜈蚣、地龙、僵蚕祛风，紫苏梗、枇杷叶和胃降逆，共奏益气养阴，扶正消癌之功效。

案八

陈某，男，87 岁。

患者于 2017 年 9 月 2 日起明显发热，最高 40℃，输液后即下降，日后又发热起伏。上海某医院检查肺右上后段有 1.3 cm 结节，纵隔有数枚淋巴结，心包少量积液，双侧胸腔积液。既往有高血压、房颤、早搏病史。胃纳尚可，苔腻微黄，脉弦数结代。

西医诊断：左肺结节，双侧胸腔积液，心包积液，房颤。

中医诊断：肺积。

辨证：邪盛正虚证。

治则：扶正祛邪。

处方：柴胡 9 g，鱼腥草 30 g，赤小豆 30 g，黄精 9 g，茯苓 15 g，开金锁 30 g，葫芦壳 30 g，生薏苡仁 15 g，姜半夏 9 g，谷芽 15 g，麦芽 15 g，陈皮 6 g，薄荷 6 g(后下)，酸枣仁 9 g，灵磁石 30 g，7 剂。

【按语】患者平素脾胃虚弱，体质偏于湿盛，发病之时自然界暑湿之气正盛，湿热蕴结，热重于湿，阻滞气机宣发。感邪后邪热传经入里，邪伏阴分，每至午后及入夜阴气偏盛，阳与之争，故而发热；治拟扶正驱邪为主，重用鱼腥草、开金锁清热解毒消肿，赤小豆、葫芦壳、茯苓利水消肿退胸水，柴胡和解表里，半夏、陈皮健脾化痰，生薏苡仁健脾渗湿，另用谷麦芽顾护胃气，另予以酸枣仁、磁石安神定气。复诊热退，再服 14 剂，愈。

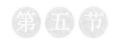

恶性胸腺瘤

胸腺瘤是最常见的前上纵隔原发性肿瘤，占成人所有纵隔肿瘤的 20%～40%，它起源于胸腺上皮，但不包括起源于生殖细胞、淋巴细胞、神经内分泌细胞及脂肪组织的肿瘤。绝大多数胸腺瘤位于前纵隔,附着于心包,与纵隔内大血管关系密切,少数发生在纵隔以外部位,如胸膜、心膈角、肺实质内、肺门或颈部。胸腺瘤生长缓慢,多为良性,包膜完整,但临床上有潜在的侵袭性,易浸润周围组织和器官。胸腺瘤与自身免疫紊乱密切相关,常伴有重症肌无力、各类粒细胞减少症、红细胞发育不良、低丙种球蛋白血症、胶原血管病等副瘤综合征。胸腺瘤伴发重症肌无力的发生率为 10%～46%,多在 30～40 岁。儿童胸腺瘤罕见,但恶性程度更高。胸腺瘤的发病机制目前尚不清楚。

 案一

刘某,女。

[初诊] 2018 年 7 月 28 日。患者于 2016 年 11 月 8 日做胸腺瘤手术切除,病理为恶性胸腺瘤,术后化疗 4 次,放疗 28 次。门诊就诊,诉胸背疼痛,胃纳尚可,夜寐一般。

西医诊断:恶性胸腺瘤术后。

中医诊断:积病。

辨证:邪衰正虚证。

治则:扶正祛邪。

处方:生黄芪 30 g,赤小豆 30 g,生薏苡仁 15 g,制黄精 9 g,熟地黄 9 g,葫芦壳 30 g,炒谷芽 15 g,炒麦芽 15 g,山慈菇 9 g,当归 18 g,苦参片 18 g,广郁金 9 g,半枝莲 30 g,炒白芍 18 g,车前子 30 g,萹蓄叶 30 g,山药 12 g,14 剂。

[二诊] 2018 年 8 月 11 日。胸中仍痛,胃纳尚可,背部隐痛,大便日 2 次,舌淡红,苔腻,脉弦。

处方:党参 12 g,延胡索 30 g,伸筋草 30 g,陈皮 6 g,麦冬 9 g,川楝子 9 g,汉防己 15 g,广郁金 9 g,五味子 9 g,徐长卿 30 g,甘松 12 g,山慈菇 9 g,露蜂房 9 g,天龙 6 g,预知子 15 g,山药 12 g,14 剂。

【按语】患者放化疗后正气亏虚,气不足,运行乏力,气机壅滞,不通则痛,见有胸背疼痛,证属邪衰正虚。初诊药用生黄芪益气,当归、白芍疏肝理气,熟地黄补血养阴,制黄精健脾益精,淮山药健脾益肾,广郁金理气疏肝,半枝莲、山慈菇解毒散结,苦参清热解毒,赤小豆解毒消肿,葫芦壳、车前子、萹蓄利水消肿。二诊药后仍有疼痛不适,方中仍以扶正去邪为主,党参益气,麦冬养阴润肺,五味子补益肺肾,山药健脾益肾,陈皮化湿健脾。方中含金铃子散,金铃子即川楝子,疏肝行气,清泄肝火,为君药;延胡索行气活血,擅长止痛,增强川楝子行气止痛之功,为臣药;两药合用既可行气止痛,又能疏肝泄热,使气血畅,肝热清,则诸痛自愈;露蜂房祛风止痛,汉防己祛风止痛,甘松、郁金理气止痛,伸筋草祛风除湿,预知子活血止痛,山慈菇清热解毒散结,天龙解毒散结,以达扶正祛邪之功。

案二

王某,男。

[初诊] 2018年9月18日。患者2018年7月23日体检发现纵隔肿瘤,2018年8月6日行纵隔肿瘤切除术。现伤口痛,痰少,每日3~4口痰,痰色白无血,胸部不闷,精神尚可,胃纳尚可,夜寐可,大小便正常,苔薄白,脉弦。

西医诊断:纵隔胸腺瘤术后。

中医诊断:积病。

辨证:邪衰正虚证。

治则:扶正祛邪。

处方:生黄芪30 g,漏芦30 g,生薏苡仁15 g,黄精12 g,党参18 g,土茯苓30 g,谷芽15 g,麦芽15 g,山慈菇9 g,白茯苓30 g,板蓝根30 g,淮山药12 g,枸杞子9 g,天冬12 g,麦冬12 g,泽漆30 g,菟丝子12 g,天龙6 g,陈皮6 g,14剂。

[二诊] 2018年11月3日。服药后乏力未愈,胃纳增进,痰多色白,每日约10口痰,胸不闷,大便日1次,苔薄腻,脉弦。

处方:紫苏子9 g,党参15 g,生薏苡仁15 g,制黄精9 g,莱菔子9 g,白茯苓30 g,陈皮6 g,白扁豆9 g,白芥子9 g,炒白术15 g,淮山药9 g,谷芽15 g,麦芽15 g,泽漆30 g,天龙6 g,漏芦30 g,土茯苓30 g,14剂。

【按语】脾肾不足,虚弱之人,抗邪之力不足,一旦内外合邪,正气无以抗御,则各种病理因素相互作用,促使气滞、血瘀、痰凝,凝于胸腺,形成恶肉,癥积乃生,治拟扶正祛邪。初诊方用生黄芪、党参益气,白茯苓健脾化湿,谷芽、麦芽消食和胃,生薏苡仁健脾化湿,黄精健脾益气,山药补脾益肾,枸杞子补益肝肾,菟丝子补肾益精,山慈菇、板蓝根、漏芦、土茯苓清热解毒,泽漆行水消肿,天龙解毒散结,陈皮燥湿健脾,天冬、麦冬养阴生津,共奏扶正祛邪之功。二诊药后脾胃渐强,胃纳好转,水湿困于脾胃,见苔薄腻、痰多。方用三子养亲汤化痰理气,白扁豆健脾化湿。三子养亲汤原为高年咳嗽,气逆痰痞者而设。年老中虚,纳运无权,每致停食生痰,痰盛壅肺,肺失宣降,故见咳嗽喘逆、痰多胸痞、食少难消等症。治宜温肺化痰,降气消食。方中白芥子温肺化痰,利气散结;苏子降气化痰,止咳平喘,莱菔子消食导滞,下气祛痰。三药相伍,各有所长,白芥子长于豁痰,苏子长于降气,莱菔子长于消食,临证当视痰壅、气逆、食滞三者之孰重孰轻而定何药为君,余为臣佐。

中医认为该病因胸阳不振、心肺气虚、肾元亏损、血行不畅致使气滞血瘀,痰浊阻凝,脉络壅塞,结于胸中而发生。历代关于胸腺瘤的文献不多。宋代《圣济总录》中:"膈痰者,气不升降,津液痞涩,水饮之气聚于膈上,久而结实,故令气道奔迫,痞满短气不能卧,甚者头目眩晕,常欲呕吐。"这是对胸腺瘤病位、病因、病机、症状的权威论述。明代王肯堂《证治准绳》杂病篇所说的"膈痛"与心痛不同,心痛则在岐骨陷处,本非心痛,乃心支别络,为心胞痛耳,膈痛则痛积满胸间,比之心痛为轻,多因积冷,与痰气而成者也。《圣济总录》中把胸腺瘤叫作膈痰,《证治准绳》中把胸腺瘤称作膈痛,但多缺乏有效方剂。

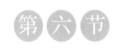

胃　癌

胃癌是最常见的癌肿之一,属于中医学"噎膈""反胃""癥瘕""积聚""伏梁""心腹痞""胃脘痛"的范畴。《素问·通评虚实论》曰:"隔塞闭绝,上下不通。"《金匮要略·呕吐哕下利病脉证治》曰:"脉弦者,虚也,胃气无余,朝食暮吐,变为胃反。"更多的学者则以为古人所谓"心之积"的"伏梁",在很大程度上就是现今部分胃肿瘤的临床表现。如《素问·腹中论》说:"病有少腹盛,上下左右皆有根……病名伏梁……裹大脓血,居肠胃之外,不可治,治之每切按之致死。"《难经·五十六难·论五脏积病》又说:"心之积,名曰伏梁,起脐上,大如臂,上至心下,久不愈,令人病烦心。"这种从脐上到心下的上腹部包块,很像现今的胃癌。治法和方药方面,甘肃武威出土的《武威汉代医简》专门载有"治伏梁方",主治脘腹痞满、肿块等症,也可能是治疗胃部肿瘤最古老的方剂之一。另外还有《金匮要略·呕吐哕下利病脉证治》治疗胃反呕吐的大半夏汤,《伤寒论》治疗心下痞硬,噫气不除的旋覆代赭汤,《医部全录》记载的华佗胃反为病方(雄黄、珍珠、丹砂、朴硝),《本草纲目》治疗噎膈反胃方(硇砂、槟榔)等治疗方药。

本病发病一般较缓,患者早期可无任何症状,或以胃脘疼痛、嗳气作胀、胃纳不佳、大便色黑等为首发症状。病位在胃,但与肝、脾、肾等脏关系密切。胃与脾相表里,脾为胃行其津液,若脾失健运则酿湿生痰,阻于胃腑;胃气以降为顺,以通为用,其和降有赖于肝气之条达,肝失条达则胃失和降,气机郁滞,进而可以发展为气滞血瘀,日久形成积块;中焦脾胃有赖肾之元阴、元阳的濡养、温煦,若肾阴不足,失于濡养,胃阴不足,胃失濡润可发为胃癌,或肾阳不足,脾胃失于温煦,虚寒内生,阳气不足无以化气行水,则气滞、痰阻、瘀血变证丛生。初期痰气交阻,痰湿凝滞为患,以标实为主;久病则本虚标实,本虚以胃阴亏虚、脾胃虚寒和气血两虚为主,标实则以痰瘀互结多见。

本病多由气、痰、湿、瘀互结所致,故理气、化痰、燥湿、活血化瘀是本病主要治标之法;后期出现胃热伤阴、脾胃虚寒、气血两虚者,则应标本兼顾,扶正与祛邪并进。本病病位在胃,多有脾胃气机阻滞,气化不利,运化无权,在治疗中应始终重视顾护脾胃,勿损正气,也是应遵从的治疗原则。这一点对中晚期患者和放化疗患者更为重要。只有胃气得充,脾气得健,才能使气血生化有源,也才能助药以祛邪。但补虚时,用药也不可过于滋腻,以免呆滞脾胃,应在辨证论治的基础上,结合选用具有一定抗胃癌作用的草药。

案一

张某,男。

[初诊]2018年5月19日。2018年1月起胃纳不香,5月9日复查胃镜提示胃癌,后肠系膜转移,腹腔有积液,被告知只能存活2个月。刻下:胃纳不香,鼻饲中,大便日1次,时有呕吐。

西医诊断:贲门腺癌,幽门梗阻,腹腔转移。

中医诊断:胃癌。

辨证:脾气虚弱证。

治则:健脾益气。

处方:生黄芪30 g,姜半夏9 g,山药12 g,黄精12 g,党参15 g,熟地黄12 g,炒谷芽15 g,炒麦芽15 g,生薏苡仁15 g,白茯苓30 g,当归18 g,陈皮6 g,焦山楂9 g,广木香6 g,白芍18 g,香橼皮9 g,广郁金9 g,7剂。

[二诊]2018年5月26日。患者服药后已能进食,可食7个云吞。尚在鼻饲中,双脚肿,有时恶心,无呕吐。

处方:生黄芪30 g,姜半夏9 g,山药12 g,黄精12 g,党参15 g,熟地黄12 g,炒谷芽15 g,炒麦芽15 g,生薏苡仁15 g,白茯苓30 g,当归18 g,白扁豆9 g,广木香6 g,白芍18 g,香橼皮9 g,菝葜15 g,14剂。

【按语】患者平素嗜酒,气郁积聚,致使阴阳不和,三焦闭塞。初诊治拟扶助正气,健脾养胃为主。黄芪、党参益气健脾,白茯苓利水渗湿,半夏、陈皮燥湿健脾,山药健脾益胃,黄精益肾健脾,熟地黄补血养阴,炒谷芽、炒麦芽、焦山楂健脾开胃,木香行气健脾,当归、白芍养血柔肝,生薏苡仁健脾利湿,香橼皮、郁金疏肝行气解郁。二诊服药后胃纳好转,胃气稍愈,尚能纳食,目前足部浮肿,脾虚湿困,生化无权,传输失司,而见纳呆身重,水湿壅滞,泛溢肌肤,发为水肿。治拟健脾化湿为主。

 案二

洪某,男。

[初诊] 2018 年 4 月 28 日。患者于 2017 年 1 月出现胃呕血,2018 年 3 月 30 日胃镜示胃体腺癌。诉 2011 年开始患有冠心病,2015 年于外院装冠状动脉支架,有时腿肿。因心力衰竭心功能差不能手术,有皮肤银屑病病史 22 年。舌质红,苔薄,脉细濡。

西医诊断:胃恶性肿瘤,胃体腺癌,冠心病。

中医诊断:胃癌。

辨证:气血亏虚证。

治则:补益气血。

处方:生黄芪 30 g,漏芦 30 g,当归 15 g,黄精 12 g,党参 10 g,土茯苓 30 g,白芍 15 g,生薏苡仁 15 g,白茯苓 30 g,山药 12 g,白及 9 g,半枝莲 30 g,白术 15 g,熟地黄 9 g,煅瓦楞子 30 g,凤凰衣 9 g,14 剂。

[二诊] 2018 年 5 月 12 日。患者服药后腹泻,水样泻每日数次,白天嗜睡,苔薄黄,脉细濡。

处方:生黄芪 30 g,半枝莲 30 g,生薏苡仁 15 g,黄精 9 g,党参 9 g,菝葜 30 g,白花蛇舌草 30 g,黄芩 9 g,白茯苓 9 g,山药 9 g,谷芽 15 g,麦芽 15 g,葛根 9 g,白术 15 g,白芍 15 g,黄连 6 g,白头翁 15 g,广木香 6 g,陈皮 6 g,香橼皮 9 g,14 剂。

【按语】患者胃癌,有上消化道出血史,且有冠心病、银屑病,久病体虚,加之冠状动脉支架术后,须长期口服抗凝药,有胃出血风险,目前发现胃癌数月余,脾胃之气不足,水湿停滞,时有腿肿。初诊治拟健脾利水,扶正祛邪。生黄芪、党参益气,当归补血活血,黄精补益脾肾,生薏苡仁健脾祛湿,山药健脾益胃,茯苓、白术健脾益气利水,白芍养血柔肝,共奏健脾化湿消肿之功,另用白及收敛止血生肌,煅瓦楞子制酸止痛,凤凰衣养阴敛疮,三药促进胃部创面愈合,半枝莲解毒散结,漏芦、土茯苓清热解毒。二诊服药后出现腹泻,水样便,苔薄黄,脉细濡,为脾虚生湿,脾阳不振,水湿下注肠道而见腹泻,治拟健脾益气解毒。方用木香行气健脾,炒谷芽、炒麦芽顾护胃气,共奏健脾益气之功,葛根芩连汤加白头翁解表清里,白花蛇舌草、半枝莲、菝葜解毒散结抗肿瘤。葛根芩连汤虽为表里双解之剂,但侧重于清里热,止热利,其病位并不局限于肠,一些肺热壅盛者亦可选用,但须根据表里邪热之轻重以及其兼症随证加减。白头翁汤与葛根芩连汤均可治疗邪热下利证。白头翁汤主治热毒深陷血分,下迫大肠所致下利;葛根芩连汤主治湿热壅滞大肠所致下利,病位在大肠,病以腹痛、下利、肛门灼热为主要特点,治当清热燥湿止利。

案三

王某,男,66 岁。

[初诊] 2018 年 5 月 5 日。患者胃部不适 10 年,2015 年查胃镜提示溃疡,其于 2018 年 4 月 9 日体检胃镜查有巨大溃疡(活检有低分化腺癌,大便每日 5 次,嘱其先化疗后再择期手术,患者在外地医院已化疗 1 个疗程)。刻下:自觉胃部有凉气,化疗后胃纳不香,舌淡红,苔白腻,脉弦。

西医诊断:胃恶性肿瘤,低分化腺癌。

中医诊断:胃癌。

辨证:脾气虚证。

治则:健脾益气。

处方:生黄芪 30 g,漏芦 30 g,谷芽 15 g,麦芽 15 g,黄精 12 g,党参 15 g,土茯苓 30 g,黄连 6 g,生薏苡仁 15 g,白芍 30 g,凤凰衣 9 g,半枝莲 30 g,山药 12 g,当归 15 g,煅瓦楞子 30 g,菝葜 30 g,香橼皮 9 g,14 剂。

[二诊] 2018 年 5 月 19 日。患者复查胃镜示腺癌,服中药后每日能够 6 次进食,外院复查上腹部增强 CT 提示胃占位向外生长。已化疗 1 个疗程。

处方:生黄芪 30 g,白茯苓 30 g,生薏苡仁 15 g,黄精 12 g,广木香 6 g,白术 15 g,菝葜 30 g,陈皮 6 g,砂仁 3 g,凤凰衣 9 g,黄连 6 g,半枝莲 30 g,党参 15 g,谷芽 15 g,麦芽 15 g,广郁金 9 g,焦神曲 9 g,14 剂。

【按语】本病的发生多因忧思恼怒,情志不遂或饮食不节,损伤脾胃,导致肝胃不和;或者正气不足,尤其是脾胃虚衰,加之情志、饮食失调,痰凝气滞,热毒血瘀交阻于胃,积聚成块而发病。脾胃不足,无以运化水谷精微,故见纳差,治拟扶正祛邪。方中生黄芪、党参益气,白芍当归补血,谷芽、麦芽消食和胃,生薏苡仁健脾化湿,黄连和胃止吐,黄精健脾益气,山药补脾益肾,漏芦、半枝莲、土茯苓清热解毒,菝葜解毒消肿,凤凰衣、煅瓦楞子抑酸止痛,香橼皮理气解郁。二诊病灶未除,已行化疗,治拟扶正为主。白术、茯苓健脾化湿,砂仁、木香化湿和胃,郁金理气疏肝,共奏扶正驱邪之功。

案四

唐某,男。

患者于2016年3月因腹痛、黑便,查胃镜提示胃小弯恶性病变(具体不详),2016年3月29日行姑息性全胃切除术＋D2淋巴结清扫＋食管空肠Roux-en-Y吻合＋胆囊切除术＋小肠部分切除术＋肝脏结节切除术,5月13日、6月3日予以多西他赛120 mg＋奥沙利铂200 mg＋恩度(具体剂量不详)化疗2周期,第2周期后出现严重腹泻,未再行后续化疗。2016年9月13日我院上腹部MRI提示肝脏多发转移。近1周乏力明显,为行进一步治疗,特收治入院。

西医诊断:胃恶性肿瘤术后,肝转移。

中医诊断:胃癌。

辨证:脾气亏虚证。

治则:健脾益气。

处方:党参30 g,焦白术15 g,甘草6 g,黄芪15 g,生薏苡仁30 g,山药15 g,蛇六谷30 g,夏枯草9 g,半枝莲15 g,鸡内金9 g,陈皮9 g,炒薏苡仁9 g,茯苓12 g,山药18 g,菟丝子18 g,稻芽27 g,麦芽27 g,山慈菇9 g,凤凰草30 g,黄柏9 g,14剂。

【按语】本案属阳虚气亏之胃癌疾病,以健脾益气升阳治疗。方以健脾益气的四君子汤为基础,并用黄芪之益气升阳,温养脾胃,合生薏苡仁之健脾开胃,利湿除痹,党参、焦白术、白茯苓、山药、鸡内金、陈皮、稻芽、麦芽健脾化湿,蛇六谷、夏枯草、半枝莲、山慈菇、黄柏、凤凰草清热解毒,祛瘀利湿。处方用药具有健脾升阳、解毒抗瘤、消积润燥共济,攻补互寓,相辅相成,辨证与辨病结合治疗的特色。

案五

吴某,男。

胃肿物术后4个月,乏力纳差2个月。患者自2015年10月起中上腹不适,伴渐进性纳差,当时无腹痛、腹胀、腹泻,无发热、恶心、呕吐、呕血、便血,未引起重视。2016 年 3 月纳差明显加重,遂至西医医院就诊,查胃镜提示胃癌可能大,拟限期行胃癌根治术。2016 年 3 月 10 日晨患者突发上消化道出血,急行剖腹探查及胃癌根治术＋毕Ⅱ式重建消化道。术后病理提示(远端胃大部切除标本)腺癌,Ⅲ级,浸润至浆膜外。术后行 FOLFOX 方案化疗 2 次。刻下:神志清晰,面色欠华,形体瘦削,目睛正常,舌淡红,苔薄白,无瘀斑,无齿痕。

西医诊断:胃恶性肿瘤,腺癌。

中医诊断:胃癌。

辨证:脾气亏虚证。

治则:健脾益气。

处方:生黄芪 18 g,党参 18 g,玉竹 9 g,白术 9 g,白芍 9 g,茯苓 9 g,百合 9 g,香附 9 g,炒谷芽 9 g,炒麦芽 9 g,焦山楂 9 g,焦神曲 9 g,熟地黄 9 g,女贞子 9 g,预知子 9 g,枸杞子 9 g,铁树叶 9 g,白花蛇舌草 15 g,乌药 6 g,延胡索 9 g,凤凰衣 6 g,徐长卿 9 g,鸡血藤 18 g,14 剂。

【按语】此方以健脾益气的四君子汤为基础,玉竹、百合、枸杞子、凤凰衣养胃阴,炒谷芽、炒麦芽、焦山楂、焦神曲健脾消食,熟地黄、女贞子滋补肝肾,预知子舒肝和胃,理气散结,乌药、延胡索、徐长卿理气止痛,鸡血藤活血补血,铁树叶、白花蛇舌草清热解毒,祛瘀利湿。综合诸药,均有抗肿瘤的协同作用。

案六

潘某,女。

胃部肿块切除 1 年余,乏力 2 周。患者于 2017 年 1 月因无诱因下腹痛、呕吐就诊于某西医医院,2017 年 1 月 6 日上腹部 CT 提示胃角部胃壁增厚,胃镜病理提示印戒细胞癌,2017 年 1 月 13 日于该院腹腔镜下行胃癌根治术,手术病理提示胃角腺癌Ⅲ级,大部分呈印戒细胞癌,弥漫浸润型,大小 8 cm×5.5 cm,浸润至浆膜层,神经束受侵犯,脉管内见癌栓。小弯淋巴结(8/16)见转移,大弯淋巴结(12/13)见转移。网膜未见肿瘤。术后化疗 6 周期。至 2017 年 7 月 17 日胃镜病理提示(贲门)低分化腺癌。故于 2017 年 8 月 11 日再行 mFOLFOX 方案化疗 3 个周期。化疗后患者不良反应大,反复呕吐不能耐受,故停止化疗。于 2017 年 11 月 24 日开始行卡培他滨口服化疗 3 周期。近 2 周自觉乏力,神清,精神软,乏力肢软,行走无力,无发热咳嗽,无咯痰,无胸闷气急,胃纳一般,进食后无腹胀腹痛,二便利,夜寐差,舌质红,苔白腻,脉细弱。

西医诊断:胃恶性肿瘤,腺癌。

中医诊断：胃癌。

辨证：脾气亏虚证。

治则：益气健脾。

处方：党参 18 g,白术 9 g,茯苓 9 g,陈皮 9 g,半夏 9 g,百合 9 g,石斛 9 g,山药 30 g,白扁豆 30 g,薜荔果 9 g,片姜黄 18 g,厚朴 6 g,龙葵 15 g,炙甘草 12 g,大枣 18 g,鸡内金 18 g,炒稻芽 9 g,高良姜 3 g,黄芪 30 g,薏苡仁 18 g,当归 18 g,枸杞子 18 g,苍术 18 g,白花蛇舌草 15 g,半枝莲 15 g,14 剂。

【按语】此方以健脾益气的四君子汤为基础,党参、生黄芪、苍白术、白茯苓、陈皮、半夏、山药、白扁豆、甘草、薏苡仁、鸡内金、当归、稻芽健脾益气,石斛、百合养胃阴,龙葵、半枝莲、薜荔果、白花蛇舌草清热解毒,祛瘀利湿。综合诸药,均有抗肿瘤的协同作用。

案七

王某,男性。

患者 2017 年 12 月 18 日因大便色黑,行胃镜检查,提示胃癌,2018 年 1 月 2 日行胃部肿瘤切除术(手术资料未见),术后病理提示幽门部病灶,浸润溃疡型腺癌(Borrmann Ⅲ型),浸润至浆膜层,脉管内癌栓(+),胃大弯侧网膜结节 2 枚(+),淋巴结 6/18(+)。术后 2018 年 2 月 2 日起行 SOX 方案化疗 6 周期。后 2018 年 6 月 12 日起替吉奥单药辅助化疗。近 1 周以来,患者自觉乏力加重,神志清楚,面色欠华,形体适中,目耳无异常,舌淡,苔白,脉滑。

西医诊断：胃恶性肿瘤,高血压。

中医诊断：胃癌。

辨证：脾气虚证。

治则：益气健脾。

处方：莲子 9 g,生薏苡仁 27 g,桔梗 6 g,白扁豆 18 g,白茯苓 30 g,党参 9 g,甘草 9 g,白术 9 g,山药 27 g,生黄芪 30 g,当归 6 g,麦冬 12 g,生地黄 18 g,白芍 18 g,陈皮 6 g,玄参 9 g,山茱萸 18 g,山慈菇 9 g,半枝莲 15 g,蛇六谷 15 g,白花蛇舌草 15 g,菝葜 15 g,藤梨根 15 g,14 剂。

【按语】本例患者脾气不足,正虚邪实,久嗜烟毒,搏结成为癥积之病,概括起来,病因病机多从虚、毒、湿、瘀几个方面来考虑。主要病理基础为脾虚、湿蕴,兼挟瘀毒。王羲明对于这类脾气亏虚之胃癌疾病,均以健脾益气解毒中药治疗。此方以健脾益气的四君子汤为基础,党参、生黄芪、白术、白茯苓、陈皮、山药、白扁豆、白芍、甘草、当归、薏苡仁、莲子健脾益气,玄参、麦冬养胃阴,山茱萸温阳,山慈菇、菝葜、半枝莲、蛇六谷、藤梨根、白花蛇舌草清热解毒,祛瘀利湿。

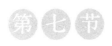

慢性胃炎

慢性胃炎是指不同病因引起的各种慢性胃黏膜炎性病变或萎缩性病变,病变可局限于胃的一部分,也可弥漫到整个胃部。本病病程缓慢,可长期反复发作,临床常有食欲减退、恶心呕吐、嗳气、上腹不适和疼痛、消化不良等。目前对其命名和分类尚缺乏统一认识,其病因也尚未完全明了,但一般认为与中枢神经功能失调、各种有害因素(如饮食不当、药物、微生物、毒素及胆汁反流)的刺激和感染有关。慢性胃炎属中医的"胃脘痛""痞满""嘈杂""腹胀"等范畴。其发病多由饮食不节、劳倦过度、情志不畅和感受外邪所致。饮食不节、劳倦过度或外邪均可伤及脾胃,导致运化失职,湿浊内生,阻滞气机,胃不能受纳和腐熟水谷,出现腹胀、便溏、食欲不振、乏力等症状;情志内伤,肝气犯胃,胃失和降,胃气上逆则呃逆、嗳气;嗜食辛辣或气郁化火,伤阴耗液,胃阴不足,失于濡养可致胃脘灼痛、口干便秘;久病多虚,且易损伤胃络,故慢性胃炎常有夹虚、夹瘀的证候特点。

中医辨证论治对慢性胃病具有良好疗效,对萎缩性胃炎病变逆转有一定优势。中医治疗慢性胃炎,首应辨寒热、虚实以及病变在气、在血。辨寒热,胃脘冷痛,喜热恶寒,得热则舒,遇寒则甚者,为寒;灼热急痛,恶热喜凉,得凉而舒,遇热加重,烦渴思饮者,为热。辨虚实,疼痛重、拒按,食后加重者,为实;反之为虚。辨气血,胃脘胀痛满闷,时作时止,痛无定处者,病在气分,多为气郁证;持续刺痛,痛有定处,按之加重者,病变多在血分。

案一

裴某,男,48 岁。

[初诊] 2018 年 5 月 4 日。患者 10 年前出现胃痛泛酸,2018 年 4 月 3 日行胃镜检查,病理提示胃窦慢性萎缩性胃炎,胃底腺息肉。刻下:胃纳可,泛酸,夜寐欠安,胃部胀,大便日三四次,不成形,苔薄腻,脉细弦。2018 年 4 月外院行声带息肉手术。

西医诊断：胃窦慢性萎缩性胃炎，胃底腺息肉已摘除。

中医诊断：胃痛。

辨证：胃失和降证。

治则：和胃降逆。

处方：苍术 9 g，陈皮 6 g，白芍 18 g，黄精 9 g，川厚朴 6 g，生甘草 6 g，煅瓦楞子 30 g，山药 18 g，谷芽 15 g，麦芽 15 g，焦山楂 9 g，神曲 9 g，凤凰衣 9 g，14 剂。

【按语】患者胃病日久，脾胃功能欠佳，加之肝失疏泄，横逆犯胃，脾失健运，胃气阻滞，胃失和降，见有胃胀反酸；胃不和则卧不安，夜寐欠安。平胃散加减，本方为治疗湿滞脾胃的基础方。脾为太阴湿土，居中州而主运化，其性喜燥恶湿，湿邪滞于中焦，则脾运不健，且气机受阻，故见脘腹胀满、食少无味；胃失和降，上逆而为呕吐恶心、嗳气吞酸；湿为阴邪，其性重着黏腻，故为肢体沉重、怠惰嗜卧；湿邪中阻，下注肠道，则为泄泻。治当燥湿运脾为主，兼以行气和胃，使气行则湿化。方中以苍术为君药，以其辛香苦温，入中焦能燥湿健脾，使湿去则脾运有权，脾健则湿邪得化。湿邪阻碍气机，且气行则湿化，故方中臣以厚朴芳化苦燥，长于行气除满，且可化湿，与苍术相伍，行气以除湿，燥湿以运脾，使滞气得行，湿浊得去。陈皮为佐，理气和胃，燥湿醒脾，以助苍术、厚朴之力。使以甘草，调和诸药，且能益气健脾和中。并予以白芍养肝补血，黄精健脾填精，炒谷芽、炒麦芽、焦山楂、焦神曲健胃消食，煅瓦楞子、凤凰衣抑酸止痛。

案二

张某，男。

[初诊] 2018 年 5 月 11 日。患者自述胃病 5 年，嗳气不痛，大便每日 2 次。2018 年 4 月 3 日行胃镜示慢性胃炎（胃窦、胃角糜烂性）。病理示（胃窦胃角）慢性萎缩性胃炎。肠镜未见异常发现。刻下：胃纳一般，舌淡，苔腻，脉细弦。

西医诊断：慢性萎缩性胃炎，糜烂型。

中医诊断：胃反。

辨证：脾虚湿盛证。

治则：健脾化湿。

处方：生黄芪 30 g，白茯苓 30 g，炒薏苡仁 9 g，制黄精 9 g，党参 18 g，白扁豆 9 g，陈皮 6 g，枸杞子 9 g，山药 18 g，藿香 6 g，佩兰 6 g，炒白术 18 g，广木香 6 g，黄芩 15 g，炒谷芽 15 g，炒麦芽 15 g，14 剂。

【按语】患者久病，脾胃不足，脾胃为仓廪之官，主受纳运化水谷，若素体脾胃虚弱,运化失职,气机不畅或中阳不足,中焦虚寒,失其温阳而发病。治拟健脾化湿为要,四君子汤加减,四君子汤益气健脾。陈皮燥湿和胃,山药健脾益气,藿香、佩兰化湿和中,黄精益气填精,生薏苡仁健脾化湿,黄芩燥湿,木香行气健脾,炒谷芽、炒麦芽消食和胃,枸杞子补益肝肾,以达健脾化湿之功。

案三

陆某,男,30 岁。

[初诊] 2019 年 4 月 20 日。患者胃脘疼痛 2 个月,于外院行胃镜检查,为中度浅表性胃炎。平时胃胀痛,受寒、饮冷尤甚,嗳气多,得矢气则舒,纳便尚可,苔薄白,脉细微弦。

西医诊断:胃炎。

中医诊断:胃脘痛。

辨证:气滞寒凝证。

治则:益气温阳。

处方:紫苏梗 10 g,炒白术 10 g,川厚朴 10 g,炒白芍 10 g,炒枳实 10 g,枸橘李 12 g,刀豆壳 10 g,白芷 10 g,象贝母 12 g,延胡索 10 g,桂枝 5 g,7 剂。

[二诊] 2019 年 4 月 27 日。胃痛大减,稍怕冷,嗳气,苔薄白,脉细微弦。原方加代赭石 30 g,继进 14 剂,药后胃痛已止,无不适。

【按语】本例为气滞胃寒,故以理气温胃止痛为法。方中紫苏梗、川厚朴、炒枳实、枸橘李、刀豆壳理气;代赭石引气下行;炒白术健脾益气;桂枝、炒白芍温中和里缓急;白芷、象贝母、延胡索止痛;白芷辛温,为治风寒头痛要药,有较强止痛作用。三药合用,有较强止痛作用;象贝母寒润,配伍白芷,又能防止辛温伤阴之弊。王义明常根据胃痛证型,分别采用不同主方,加用此三味药以治顽固性胃痛。

案四

严某,女,46 岁。

患者胃胀反复,间有胃痛多次,胸闷气短,心情抑郁,早饭能吃一碗稀饭,中午只能进食少许,饭后腹胀,大便 2～3 日一行,不稀,腹不痛,无口干苦,怕冷明显,苔薄腻,脉弦细。

西医诊断:胃痛。

中医诊断：胃脘痛。

辨证：肝胃不和证。

治则：理气温阳和胃。

处方：太子参 10 g，炒白术 10 g，桂枝 10 g，白芍 15 g，高良姜 5 g，煅龙骨 15 g，煅牡蛎 15 g，吴茱萸 3 g，炒山楂 12 g，鸡内金 10 g，砂仁 4 g，炒谷芽 15 g，炒麦芽 15 g，防风 10 g，丹参 15 g，麦冬 10 g，五味子 5 g，炙甘草 4 g，14 剂。

【按语】该患者胃胀反复，兼有胃痛，伴有心情抑郁，畏寒。寒邪客于胃中，寒凝不散，阻滞气机，加之恼怒抑郁，气郁伤肝，肝失条达，横逆犯胃，可致胃气不和而疼痛。予太子参益气，炒白术健脾益气，桂枝、白芍温胃祛寒，高良姜温胃止呕，散寒止痛，煅龙骨、煅牡蛎涩肠，吴茱萸助阳散寒，山楂、鸡内金、炒谷芽、炒麦芽健脾消食，砂仁温脾止泻，防风发表祛风，丹参活血，麦冬清养肺胃，甘草益气培中，甘缓和胃，五味子滋肾生津。

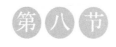

肠 癌

肠癌属中医学的"脏毒""便血""肠蕈""癥瘕""锁肛痔""便血""下痢""肠癖"等范畴。多因忧思郁怒，饮食不节，久痢久泻，脾失健运，气机不畅，毒邪侵入，湿热蕴结，下注大肠，滞留积聚，凝结成积。此病与机体脏腑功能失调，外邪入侵，营卫不和有关。肠癌的病因病机不外乎内外两方面因素。忧思抑郁，脾胃失和，致湿热邪毒蕴结，乘虚下注浸淫肠道，气滞血瘀，湿毒瘀滞凝结成块是其内因；寒气客于肠外，或久坐湿地，寒温失节，饮食不当，恣食肥腻，醇酒厚味，或误食不洁之品，损伤脾胃，致运化失司，湿热内生，热毒蕴结，流注大肠，蕴毒结于脏腑，火热注于肛门，结而为肿是其外因。

十二指肠乳头癌是壶腹及其周围癌的一种类型，临床上常以梗阻性黄疸为首发症状，少数病例以胰腺炎为主要表现。十二指肠乳头部位恶性占位性病变起病隐匿，多数临床表现无特异性，易漏诊、误诊，以致延误治疗，从而影响预后。其中十二指肠乳头癌较为罕见，仅占恶性肿瘤的 0.01%，且预后较差。目前，十二指肠乳头癌的治疗以行 Whipple 术（胰十二指肠切除术）为主。本病中医辨病属于"痞满""癌病"范畴。

案一

蔡某,女。

[初诊] 2018 年 5 月 19 日。2017 年 5 月起便血 1 次,10 月 17 日做直肠癌手术,病理为管状腺癌。术后行 3 个化疗疗程(伊立替康＋替吉奥),化疗时呕吐纳差,大便日 4 次,不适感 10～20 日才稍恢复,手足发麻,苔薄腻,脉细弦。

西医诊断:直肠管状腺癌术后,化疗后。

中医诊断:便血。

辨证:邪衰正虚证。

治则:扶正祛邪。

处方:生黄芪 30 g,白头翁 30 g,黄连 6 g,黄精 12 g,党参 10 g,秦皮 15 g,炒谷芽 15 g,炒麦芽 15 g,生薏苡仁 15 g,茯苓 30 g,白芍 30 g,焦神曲 12 g,白术 15 g,黄柏 9 g,当归 15 g,广木香 6 g,14 剂。

[二诊] 2018 年 6 月 2 日。腹时有痛,大便有通畅,日 2 次,腹不胀,苔薄白,脉细弦。

处方:白芍 30 g,制香附 9 g,菝葜 30 g,黄精 12 g,生甘草 6 g,广郁金 9 g,白头翁 30 g,生薏苡仁 15 g,当归 15 g,炒谷芽 15 g,炒麦芽 15 g,黄连 6 g,山药 12 g,广木香 6 g,焦神曲 9 g,黄芩 15 g,白扁豆 9 g,14 剂。

【按语】患者为直肠癌术后,化疗后攻伐过甚,正气受损,脾胃不健,见有纳呆;胃气不足,升降失司,胃气上逆,见有恶心、呕吐;脾虚,水谷运化失健,水谷不化,下趋肠道,则便溏。故而用白头翁汤加六君子汤加味,以白头翁汤清热解毒、凉血治痢,另加用六君子汤健脾补气,当归、白芍养血柔肝,黄精益肾健脾,炒谷芽、炒麦芽、焦山楂健脾开胃,木香行气健脾,生薏苡仁健脾利湿,共行扶正祛邪之功。白头翁汤原方出自《伤寒论》,功效清热解毒,凉血止痢,主治热毒痢疾,腹痛,里急后重,肛门灼热,泄下浓血,赤多白少,渴欲饮水,舌红苔黄,脉细弱。本方特点为以苦寒清解为主,兼以凉血止痢,标本兼顾。直肠癌初期多半体质壮实,舌红苔黄厚,见于嗜辛辣、烟酒,导致大肠湿热成毒,气机不畅,气血凝滞,从这个病机上讲,它就是白头翁汤证。张仲景白头翁汤"热痢下重者,白头翁汤主之"。白头翁汤与芍药甘草汤同为治痢良方,但白头翁汤清热解毒,兼凉血燥湿止痢,主要用于赤多白少。白头翁汤具有显著的抗菌、抗阿米巴原虫、抗炎、愈合溃疡及增强白细胞、单核巨噬细胞吞噬功能作用。二诊大便次数减少,无腹胀,脾胃渐复,继用白头翁汤加减,另加木香行气健脾,当归、白芍养血柔肝,郁金疏肝行气解郁,焦神曲健脾消食,白扁豆健脾化湿,山药健脾益胃,黄精益肾健脾,香附理气宽中,黄芩清热燥湿。

 ## 案二

于某,男,84岁。

患者2014年6月因腹痛腹胀,伴恶心呕吐,就诊于上海市某医院。2014年6月16日行腹腔镜探查+右半结肠癌根治术,术后病理示结肠乳头状管状腺癌Ⅱ级,浸润肠壁全层至周围纤维脂肪组织,双侧切缘未见肿瘤累及;慢性阑尾炎;肠系膜淋巴结16枚,肠旁淋巴结3枚,均未见肿瘤累及。术后长期服用中药。2016年3月于我院复查发现肝脏多发转移瘤,行卡培他滨单药化疗及超声聚焦治疗肝内病灶。近1周患者自觉乏力,现为进一步治疗收入我科。神清,精神可,时觉乏力,无腹痛腹胀,无恶心呕吐,无发热,胃纳夜寐可,二便通调,舌暗,苔白腻,脉滑。

西医诊断:右半结肠癌术后,管状腺癌。

中医诊断:肠癌。

辨证:痰湿内阻证。

治则:健脾化湿。

处方:党参12g,白术12g,茯苓12g,川牛膝9g,菝葜15g,瓜蒌子18g,瓜蒌皮9g,薏苡仁18g,山药12g,丹参9g,川芎9g,红花3g,葛根9g,糯稻根27g,莱菔子27g,麻黄根27g,瘪桃干27g,厚朴12g,稻芽27g,麦芽27g,陈皮9g,防风9g,五味子18g,黄芩9g,黄柏9g,黄连3g,生地黄9g,14剂。

【按语】脾虚湿蕴,血瘀毒结是肠癌主要发病机制。大肠癌属于全身性疾病的表现,病位在肠,累及脾、胃、肾、肝。其病因主要有内、外两方面因素,一是外因,多为饮食不节,导致脾不健运,湿浊内蕴而下迫大肠,肠络受伤,湿瘀壅滞酿毒而逐渐发生癌肿。二是内因,多为正气不足,外邪内侵所致。概括起来,病因病机多从虚、毒、湿、瘀几个方面来考虑,多因情志失调、饮食内伤,且发生于正气虚弱的基础上。其主要病理基础为脾虚、湿蕴,兼挟瘀毒,大肠络脉瘀租,久而成积。患者神清,精神可,时觉乏力,无腹痛腹胀,无恶心呕吐,无发热,胃纳、夜寐可,二便通调,舌暗,苔白腻,脉滑。证属痰湿内阻证,治拟健脾化湿。目前仍在口服化疗药物,症见脾虚为主,党参、白术、茯苓、薏苡仁、山药、稻芽、麦芽、厚朴健脾化湿,理气和胃,瓜蒌子、瓜蒌皮、莱菔子理气化痰,丹参、川芎、红花、葛根活血通络,糯稻根、麻黄根、瘪桃干、陈皮、防风、五味子益气固表,黄柏、黄连、黄芩、生地黄清热养阴。

案三

黄某,男。

患者右半结肠肿物切除术后1年余,乏力2周。2015年2月12日行肠镜,提示结肠肿块恶性肿瘤可能。病理示黏膜固有层见少量高度异型腺体增生,结合临床符合腺癌。2015年2月16日行腹腔镜下结肠癌根治术。术后病理提示乙状结肠溃疡浸润型管状腺癌Ⅱ~Ⅲ级,浸润至浆膜外脂肪组织。术后行替吉奥＋奥沙利铂化疗8次,2015年9月10日复查CT,提示乙状结肠癌术后,前列腺钙化灶。2016年1月18日复查PET-CT提示肝尾状叶转移,肝脏多发囊肿。2016年1月19日复查考虑肝尾状叶转移源性恶性肿瘤,并肝门1枚肿大淋巴结,肝多发囊肿,2016年1月20日行肝尾叶切除术,术后病理提示腺癌,分化Ⅱ~Ⅲ级,伴坏死,符合结肠癌肝转移。后多次入住我科行卡培他滨口服治疗。神志清晰,面色欠华,目睛正常,舌淡红,无瘀斑,无齿痕,苔薄白。

西医诊断:结肠恶性肿瘤术后(腺癌 T4N2aM1b),肝继发恶性肿瘤术后(腺癌)。

中医诊断:肠癌。

辨证:肝郁脾虚证。

治则:健脾疏肝。

处方:黄芪30 g,太子参27 g,党参18 g,白术12 g,白茯苓18 g,陈皮9 g,生薏苡仁18 g,山药18 g,当归9 g,女贞子18 g,生地黄18 g,白扁豆27 g,半枝莲15 g,佛手12 g,鸡内金18 g,炒谷芽30 g,炒麦芽30 g,焦神曲15 g,焦山楂15 g,酸枣仁27 g,远志9 g,路路通9 g,薜荔果18 g,大血藤9 g,密蒙花9 g,百合9 g,石上柏30 g,石见穿30 g,夏枯草27 g,14剂。

【按语】大肠癌属于全身性疾病的表现,病位在肠,累及脾、胃、肾、肝。多为正气不足,外邪内侵,饮食不节,导致脾不健运,湿浊内蕴而下迫大肠,肠络受伤,湿瘀壅滞酿毒而逐渐发生癌肿。其主要病理基础为脾虚湿蕴,兼挟瘀毒,大肠络脉瘀滞,久而成积。患者神清,精神可,时觉乏力,无腹痛腹胀,无恶心呕吐,无发热,胃纳、夜寐可,二便通调,舌暗,苔白腻,脉滑。证属肝郁脾虚。治拟健脾疏肝。黄芪、太子参、党参、白术、白茯苓、陈皮、生白扁豆、薏苡仁、山药健脾理气,当归、佛手、女贞子理气疏肝,鸡内金、炒谷芽、炒麦芽、焦山楂、焦神曲化积消食,生地黄、百合、酸枣仁、远志、路路通养阴安神助眠,半枝莲、薜荔果、石上柏、石见穿、夏枯草清热解毒,祛瘀利湿。

 案四

周某,男。

患者直肠肿块切除术后 2 年 9 个月余,乏力 1 周。2015 年 5 月无明显诱因下出现便中带血以及排便习惯改变,肠镜示结肠多发息肉,直肠恶性肿瘤(未见报告)。2016 年 6 月 16 日于外院行手术治疗,术后病理为直肠高级别上皮内瘤变,局灶癌变,升结肠管状绒毛状腺瘤,伴腺上皮低级别上皮内瘤变。术后行化疗 6 周期(具体方案不详),2017 年 1 月结束化疗,其间行放疗 25 次。2017 年 9 月 4 日于外院复查胸部 CT 示左肺上叶见一结节影,直径约 1.5 cm,转移病变不除外,左侧胸膜增厚,主动脉壁钙化。后于 2017 年 9 月 28 日行胸腔镜下左肺上叶楔形切除术,术后病理提示中分化腺癌伴坏死,结合免疫组化标记结果及病史首先考虑肠癌转移,未侵及脏层胸膜,切缘未见癌组织。下腹部可见一 10 cm 的陈旧瘢痕,左侧胸壁见一 5 cm 手术瘢痕。近 1 周患者乏力明显,神志清晰,面色欠华,形体一般,目睛正常,舌淡白,无瘀斑,无齿痕,苔薄白,脉沉细。

西医诊断:直肠恶性肿瘤术后Ⅳ期,肺继发恶性肿瘤,高血压病。

中医诊断:肠癌。

辨证:脾肾阳虚证。

治则:温阳健脾。

处方:生薏苡仁 15 g,稻芽 30 g,麦芽 30 g,山楂 15 g,太子参 30 g,山药 15 g,陈皮 9 g,当归 9 g,黄芪 30 g,蛇六谷 30 g,金荞麦 15 g,藤梨根 30 g,野葡萄藤 30 g,菝葜 30 g,白花蛇舌草 30 g,半枝莲 30 g,虎杖 15 g,石见穿 15 g,蝉蜕 9 g,山慈菇 15 g,干蟾 15 g,玄参 30 g,佛手 12 g,瓜蒌子 30 g,浙贝母 15 g,桔梗 9 g,枸杞子 15 g,桃仁 9 g,生白术 15 g,郁李仁 30 g,枳实 15 g,白芥子 15 g,天龙 3 g,大血藤 15 g,茯苓 15 g,枳壳 15 g,重楼 15 g,红豆杉 3 g,鱼腥草 15 g,14 剂。

【按语】患者乏力明显,神志清晰,面色欠华,形体一般,目睛正常,舌淡白,无瘀斑,无齿痕,苔薄白,脉沉细,证属脾肾阳虚证,治拟升阳健脾,清热解毒。黄芪、太子参、党参、白术、白茯苓、陈皮、薏苡仁、山药健脾理气,当归、佛手、枸杞子理气补肝,炒谷芽、炒麦芽、焦山楂、焦神曲化积消食,生地黄、百合、酸枣仁、远志、路路通养阴安神助眠,金荞麦、藤梨根、野葡萄藤、菝葜、白花蛇舌草、半枝莲、虎杖、石见穿、蝉蜕、山慈菇、干蟾、重楼、红豆杉、鱼腥草清热解毒,祛瘀利湿,生白术、郁李仁、枳实、白芥子行气通便,以健脾益气,解毒抗瘤,消积润燥共济,攻补互寓,相辅相成,辨证与辨病结合治疗为其特色。

案五

王某,男。

患者于 2007 年 6 月因中下腹痛,伴排便习惯改变,就诊于外院,行肠镜检查示距肛门 35 cm 处肿块,病理示腺癌,中等分化。2007 年 6 月 28 日于外院行乙状结肠癌切除术＋小肠肠断切除术,术后病理示乙状结肠管状腺癌Ⅱ级,浸润溃疡型。2007 年 7 月行术后 FOLFOX4 辅助化疗,2007 年 10 月—11 月 9 日行局部放疗。2011 年 3 月 17 日复查 PET－CT 示乙状结肠癌术后,左髂总动脉起始处前外方淋巴结转移,胆囊窝处种植转移及右肺下叶多发转移。2011 年 4 月FOLFOX4 方案化疗。2012 年 12 月 14 日外院复查腹部 CT 提示肝右叶低密度影同前,肝内胆管扩张积气。2015 年 5 月 26 日于我院住院期间复查上腹部MRI 示肝右叶近胆囊窝动脉期强化结节及片状强化灶,较本院 2014 年 8 月 12日 MR 片增大,考虑转移瘤可能,原发性肝癌不除外;肝右叶外侧缘楔形凹陷,术后改变可能;肝硬化,脾肿大;胆囊切除术后,肝内胆管扩张,较本院 2014 年 8 月12 日 MR 片扩张稍加重;双肾多发囊肿,左肾上极复杂囊肿。近 1 周来,患者乏力明显,略有少神,面部皮肤略晦暗,少光泽,肢体活动正常,目、耳无异常,舌淡胖,苔薄白,脉沉细。

西医诊断:乙状结肠恶性肿瘤(管状腺癌Ⅱ级)术后,肝、肺、淋巴结继发转移Ⅳ期。

中医诊断:肠癌。

辨证:脾肾阳虚证。

治则:升阳健脾。

处方:白茯苓 18 g,陈皮 9 g,山药 30 g,炮姜 15 g,枳壳 18 g,炒稻芽 30 g,炒麦芽 30 g,垂盆草 9 g,焦山楂 18 g,神曲 18 g,赤石脂 15 g,五味子 9 g,白术 12 g,乌梅 6 g,鹿角 9 g,仙鹤草 30 g,升麻 18 g,柴胡 9 g,黄芪 30 g,冬瓜皮 15 g,桂枝6 g,车前草 15 g,车前子 15 g,红花 6 g,附子 12 g,藕节炭 18 g,灶心土 30 g,14 剂。

【按语】患者略有少神,面部皮肤略晦暗,少光泽,肢体活动正常,目、耳无异常,舌淡胖,苔薄白,脉沉细,证属脾肾阳虚证,治拟升阳健脾。黄芪、白术、陈皮、山药、茯苓健脾理气,柴胡、枳壳理气疏肝,升麻升阳,炒谷芽、炒麦芽、焦山楂、焦神曲化积消食,桂枝、附子、鹿角温补阳气,垂盆草、鱼腥草清热解毒,乌梅、藕节炭、灶心土、赤石脂涩肠止泻,车前草、冬瓜皮、车前子利水化湿,以健脾温阳、解毒抗瘤、消积润燥共济,攻补互寓,相辅相成,辨证与辨病结合治疗为其特色。

 案六

张某。

患者因反复腹痛半年于外院行肠镜,提示乙状结肠新生物,结肠多发息肉,内痔。活检病理提示(乙状结肠)黏膜慢性炎,临床疑为恶性,建议再取活检,遂于外院入院治疗,2017年12月25日复查下腹部CT提示乙状结肠及直肠上段恶性肿瘤可能较大,伴区域内淋巴结肿大。遂于2017年12月28日行腹腔镜Dixon术,术后病理提示(乙状结肠)溃疡型腺癌,Ⅱ级,侵全层,增生性息肉2枚,上下切缘未见肿瘤累及,肠周淋巴结22枚,其中3枚见肿瘤转移。术后辅助化疗2个疗程(奥沙利铂+卡培他滨)。神志清晰,面部如常,体型中等,肢体活动正常,目、耳无异常,腹部见圆形陈旧手术瘢痕5处,愈合良好,舌质淡红,苔白腻,脉细滑。

西医诊断:乙状结肠恶性肿瘤(pT3N1M0 ⅢB期)。

中医诊断:肠癌。

辨证:痰湿中阻证。

治则:健脾化湿。

处方:半夏9g,陈皮9g,茯苓18g,甘草6g,生薏苡仁27g,党参18g,黄芪30g,枳壳6g,藿香9g,红藤9g,大枣9g,白扁豆18g,白术18g,党参12g,木香6g,豆蔻3g,莱菔子18g,瓦楞子18g,磁石15g,路路通18g,酸枣仁18g,厚朴12g,苍术27g,板蓝根18g,漏芦15g,土茯苓15g,苦杏仁9g,淡竹叶9g,14剂。

【按语】患者神志清晰,面部如常,体型中等,肢体活动正常,言语清晰,对答切题,无异常气味,无异常声响,气息平稳,目、耳无异常,腹部见圆形陈旧手术瘢痕5处,愈合良好,舌质淡红,苔白腻,脉细滑。证属痰湿内阻证,治拟健脾化湿。半夏、陈皮燥湿,茯苓、生薏苡仁、白术、党参、黄芪健脾化湿,大枣补虚,甘草补中调和诸药,枳壳理气,藿香、苍术、白扁豆、豆蔻健脾化湿,理气和胃,磁石、路路通、酸枣仁安神定志,红藤、板蓝根、漏芦、土茯苓、苦杏仁、淡竹叶清热解毒。

案七

施某,男。

[初诊] 2019 年 4 月 20 日。患者 2015 年 9 月 19 日出现腹痛,后发现十二指肠乳头癌,手术切除,术后化疗 6 次,2018 年发现两肺转移性小结节,已在外院做 6 个疗程化疗,方案为伊立替康＋替吉奥,2019 年 4 月 14 日化疗时泛恶不舒,腿肿,胃纳尚可,舌质红,苔薄白,脉弦。

西医诊断:十二指肠乳头癌术后,肺转移。

中医诊断:癥积。

辨证:脾虚毒结证。

治则:健脾益气,清热解毒。

处方:生黄芪 30 g,苦参 18 g,生薏苡仁 15 g,黄精 9 g,党参 12 g,山慈菇 9 g,半枝莲 30 g,白头翁 30 g,当归 18 g,鱼腥草 30 g,青黛 6 g,秦皮 15 g,生白芍 18 g,14 剂。

[二诊] 服药后全身有力,化疗已 6 个疗程,咳嗽减少,胃纳增递,二便正常,舌淡红,苔薄腻,脉细弦。

处方:生黄芪 30 g,漏芦 30 g,青黛 9 g,黄精 12 g,党参 18 g,土茯苓 30 g,生石膏 30 g,生薏苡仁 15 g,当归 18 g,苦参 18 g,白头翁 30 g,黄连 6 g,生白芍 18 g,山慈菇 9 g,秦皮 6 g,鱼腥草 30 g,14 剂。

[三诊] 服上药后,全身乏力仍有,胃纳增进,每餐米饭 250 g,夜寐可,脉细弦,苔薄腻。

处方:生黄芪 30 g,漏芦 30 g,青黛 9 g,黄精 9 g,党参 18 g,土茯苓 30 g,白头翁 30 g,生薏苡仁 15 g,当归 15 g,苦参 18 g,秦皮 6 g,开金锁 30 g,生白芍 18 g,山慈菇 9 g,鱼腥草 30 g,14 剂。

【按语】初诊患者十二指肠癌术后,胃纳一般,运化水谷精微能力减弱,且化疗期间正气不足,须以扶正为主。方中生黄芪、党参益气,当归生血活血,白头翁、苦参、山慈菇、半枝莲、青黛清热解毒驱邪,鱼腥草清热解毒排脓,秦皮清热燥湿,生薏苡仁健脾化湿,黄精补气养阴,健脾润肺,生白芍养血敛阴。二诊胃纳好转一般,咳嗽不多。方中漏芦、土茯苓、苦参、山慈菇、白头翁、青黛清热解毒驱邪,黄连、秦皮清热燥湿,生石膏清热泻火。三诊患者胃纳较前好转,夜寐好转,乏力仍有,方以扶正为主,兼顾驱邪,加开金锁败毒抗癌。

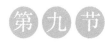

肠息肉

古代医籍中明确记载息肉一词,如《说文解字》谓:"息,寄肉也。""息"即多余、盈出之意。《灵枢·水胀》载:"肠覃何如? 岐伯曰:寒气客于肠外,与卫气相搏,气不得荣,因有所系,癖而内著,恶气乃起,息肉乃生。"张景岳云:"息肉,乃恶肉之意。"古籍中提到的息肉是广义的概念,其包含了结肠息肉,又不仅仅止于此。根据结肠息肉的具体临床症状,现一般将其归属于中医学"肠覃""肠癖""肠瘤""腹痛""便血""泄泻""积聚"等范畴。目前普遍认为结肠息肉发病主要与感受外邪、饮食不节、机体正气虚损、情志内伤等有关,病位在大肠,病变主脏在脾,涉及肝、肾。其病机特点为本虚标实。易于反复,发时多以脾虚为本,寒湿、湿热、湿浊、痰浊、气滞、瘀血等证候要素为标。寒邪侵袭、素体正虚、饮食不节等多因素均可致脾气虚损,而脾居于中焦,为气机升降之枢纽,主运化,喜燥恶湿。一旦脾气受损则运化失常,湿邪趁机侵犯,一来湿性重着黏滞,阻滞气机,气机不利,腑气不畅;二来湿聚而为痰,痰湿胶浊,缠绵难解,阻碍血行则生瘀血;三来湿郁日久,郁而化热,热壅血瘀。正所谓"正气存内,邪不可干""邪之所凑,其气必虚",正气虚损尤以脾气为著,是其发病之本,六淫、情志、饮食等邪气为发病之因,湿、痰、瘀、浊、毒等正邪相争的病理产物蕴结肠腑,气血运行不畅,大肠传导失司,蓄留肠腑,日久积聚为息肉。

 案

武某,男,43 岁。

[初诊] 2018 年 4 月 7 日。胃纳佳,夜寐欠安,平时易腹泻,有口臭,出汗多,2018 年 3 月 21 日体检发现结肠息肉,苔薄白,脉细弦。

西医诊断:结肠息肉。

中医诊断:息肉。

辨证:湿热瘀滞证。

治则:清热化湿化瘀。

处方:葛根 9 g,黄芩 9 g,炒谷芽 15 g,炒麦芽 15 g,夏枯草 15 g,苍术 9 g,黄连 6 g,神曲 9 g,海藻 30 g,14 剂。

[二诊] 2018 年 4 月 21 日。2018 年 4 月 10 日肠镜提示有结肠息肉,病理提示管状腺瘤。药后口苦消失,仍有气味,腹不痛,大便日 1 次,胃纳不香,乏力汗多,证属脾虚气滞,治拟健脾理气之剂。

处方:生黄芪 30 g,山药 12 g,白头翁 30 g,制黄精 12 g,炒白术 15 g,白扁豆 9 g,秦皮 15 g,生薏苡仁 15 g,茯苓 30 g,五味子 9 g,黄连 6 g,陈皮 6 g,党参 15 g,麦冬 9 g,黄柏 9 g,14 剂。

【按语】肠息肉病因病机多为湿热下注大肠,肠道气机不利,瘀血浊气凝集而成;或风客肠中,气血搏结,恶气乃起,息肉乃生。本案证属湿热瘀滞,以葛根芩连汤为主方加减。葛根辛甘而凉,入脾、胃经,既能解表退热,又能升脾胃清阳之气而治下利,故为君药;黄连、黄芩清热燥湿。厚肠止利,故为臣药;甘草甘缓和中,调和诸药,为佐使药;苍术健脾燥湿,炒谷芽、炒麦芽、神曲健脾和胃,夏枯草、海藻软坚散结消肿。葛根芩连汤出自《伤寒论·辨太阳病脉证并治》,治疗"太阳病,桂枝证,医反下之,利遂不止。脉促者,表未解也,喘而汗出者"。此证为太阳中风邪在表,误下致邪气内陷而下利不止,既表邪未解,又有里热下利,张仲景用葛根芩连汤治疗。该方"葛根半斤,甘草二两(炙),黄芩三两,黄连三两。上四味,以水八升,先煮葛根,减二升,内诸药,煮取二升,去滓。分温再服"。方中重用葛根辛凉,为君药,既能解表清热,又能升发脾胃清阳之气而治下利;黄连、黄芩苦寒为臣药,善清肠胃之热,厚肠胃而治利;甘草甘缓和中,并协调诸药为佐使。四药配合,能外解表热,内清里热,故为表里双解之剂。此处王羲明针对湿热型肠息肉患者施以此方,葛根芩连汤证病位在肠,病性属热证,是由于湿热导致大肠传导功能失常而发病。治疗的关键是要清除肠内湿热,以恢复大肠的传导功能。

二诊患者口臭较前好转,胃纳一般,乏力汗多,其脾胃不足无以运化水谷精微,故而气虚乏力;气不足,收摄无力,见汗出较多。证属脾虚气滞,治拟健脾理气。重用生黄芪补气,山药、黄精益气补肾,党参补脾益气,炒白术、白茯苓、白扁豆健脾利湿,生薏苡仁健脾渗湿,陈皮燥湿健脾理气,五味子敛肺生津,另用白头翁、秦皮、黄连、黄柏清热解毒燥湿,共奏健脾化湿之功。

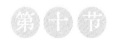

肝 癌

肝癌的发生,使动因素为疫疠、酒、药、食等邪毒内侵肝脏。肝主疏泄,调畅气机;毒邪内侵,肝失疏泄,气机郁结;再有情志不畅,肝气自郁者。《丹溪心法》谓:"气血冲和,百病不生。一有怫郁,诸病生焉,故人身诸病多生于郁。"《类证治裁·肝气》云"相火附木,木郁则化火",火为热性,可销铄气津。"气为血之帅",气郁则血行不畅,郁滞成瘀。气机不畅,脾胃运化失司,导致水湿停滞,甚者成为湿浊、痰浊。痰浊之邪阻于络脉,使得血瘀更甚;再有饮食不节,伤及脾胃,痰湿自生;或长期饮酒者,酒为湿热之物,是以酒客,里湿素盛,湿邪易与热邪相合,杂而为病,病势更甚。邪毒、气郁、湿热、痰浊、血瘀肆虐于内,《诸病源候论》记载"诸脏受邪,初未能为积聚,留滞不去,乃成积聚",是以癥积乃成。所谓"邪之所凑,其气必虚",肝癌发生的本身就说明机体正气不足,无以驱邪,邪留不去而成积,是因虚致积;再者邪气在体内日久,正气耗伤,更难清除病邪,是因实致虚。如此循环,邪气益甚,正气益虚,则病势更笃。

肝癌病因病机总分为三类:一为情致所伤,致肝气郁结,气滞血瘀;或肝郁伤脾,脾虚失运,湿滞痰凝;或肝火旺盛,销铄津液,炼液为痰,痰瘀互阻,胶结日久,发为肝积。二为饮食不洁,致脾失健运,痰湿内停,湿邪阻滞气血而致气血不畅、痰瘀交阻,日久蕴毒化热而成肝积。三为素体肝肾亏虚,正气虚弱致气、血、痰、瘀阻滞,发为肝积。总而言之,肝癌本质为本虚标实,肝肾两虚为本,气郁、血瘀、痰凝、毒蕴为标。

中医治疗肝癌,需要比较长的过程,病情重、体力差等都可以中医配合治疗。中医治疗肝癌紧扣肝癌的生理特点。肝脏属于偏阴的属性,但肝对身体功能的主导是偏阳性的,因此,要紧扣它的特点,体阴用阳。中医治疗从气血、从体阴用阳的角度考虑。另外,肝与脾胃关系密切,"见肝之病,知肝传脾",治疗肝时一定要兼顾脾胃。饮食不节,对肿瘤会有影响,不仅仅是肝脏。

案一

黄某,男。

[初诊] 2018年6月2日。患者1年来乏力,腹部作胀,胃纳不香,消瘦3个月。体重原来98 kg,现在76 kg,夜寐尚可,大便日一次,或2日一次,苔腻,脉弦数。于2018年5月29日检查PET-CT示肝右叶占位代谢升高,门脉癌栓,腹膜后多发转移淋巴结,代谢增高。

西医诊断:肝右叶占位,腹膜后淋巴结转移。

中医诊断:肝积。

辨证:邪盛正虚证。

治则：扶正祛邪。

处方：生黄芪 30 g，白茯苓 30 g，半枝莲 30 g，制黄精 12 g，党参 9 g，炒白术 9 g，玉米须 30 g，枸杞子 12 g，广木香 6 g，川厚朴 6 g，谷芽 15 g，麦芽 15 g，淮山药 12 g，砂仁 3 g，陈皮 6 g，山慈菇 9 g，广郁金 9 g，天龙 6 g，车前子 30 g，藿香 6 g，白扁豆 9 g，14 剂。

[二诊] 2018 年 6 月 16 日。服药后胃纳已有好转，嗳气多，矢气少，腹部稍痛，大便 1～2 日一次，舌质红，苔薄白，脉弦细。

处方：生黄芪 30 g，广木香 6 g，生鸡内金 9 g，制黄精 12 g，熟地黄 9 g，砂仁 3 g，藿香 6 g，生薏苡仁 30 g，当归 18 g，淮山药 12 g，黄连 6 g，预知子 30 g，炒白芍 18 g，谷芽 15 g，麦芽 15 g，白扁豆 12 g，台乌药 9 g，大腹皮 12 g，青皮 6 g，陈皮 6 g，广郁金 9 g，沉香 1 g，14 剂。

【按语】肝癌属中医"癥积"范畴。若内伤于忧怒，则气上逆，气上逆则六输不通，湿气不行，凝邪蕴里而不散，津液涩渗，著而不去，而积皆成矣。肝癌的发病原因多由肝气郁结，湿热毒邪蕴结，致气血瘀滞，损伤正气，久而积聚成结。患者脾胃失养，气机停滞，见有腹胀；脾胃虚弱，水谷运化乏力，见有纳差；气不足无以推动，水湿不行，见苔腻。治拟扶正祛邪，香砂六君子加减益气健脾和胃，藿香祛湿，白扁豆健脾利湿，淮山药健脾益肾，制黄精补益脾肾，天龙活络散结，车前子利水渗湿，炒谷芽、炒麦芽健脾开胃，顾护胃气，广郁金疏肝行气，川厚朴理气化湿，山慈菇、半枝莲清热解毒散结，以上诸药共达扶正祛邪之功。香砂六君子汤由四君子汤加味而成，皆有益气健脾之功；配伍的共同点均为补气药与行气化痰药相配，使补气而不滞气，适用于脾胃气虚兼有气滞痰湿中阻之证。二诊药后纳可，然脾胃功能尚差，胃失和降，胃气上逆见有嗳气，气虚无以推动，舌红，脉弦细为阴虚之象。生黄芪益气，熟地黄补血养阴，木香行气健脾，当归、炒白芍养血柔肝，生薏苡仁健脾利湿，大腹皮行气宽中，沉香、台乌药行气止痛，预知子理气和胃，以奏健脾和胃之功。

案二

徐某，女，58 岁。

[初诊] 2018 年 4 月 6 日。患者罹患肝硬化 10 年，2018 年 2 月 26 日—3 月 15 日就诊于上海市某西医医院治疗。出院诊断肝癌，肝门、后腹膜淋巴结转移，自身免疫性肝炎后肝硬化，失代偿期（门静脉高压，脾大，黄疸，双下肢水肿），慢性肝衰竭，中度贫血，胆囊结石伴慢性胆囊炎，类风湿关节炎，有脑梗死史。2018 年 3 月 8 日行全身 PET - CT 示肝内多发高代谢结节影，肝硬化，脾大。体格检

查：腹部有轻度移动性浊音，肝脾肋下 1 又 1/2 指，苔薄腻，脉细弦，乙肝"两对半"（表面抗原和表面抗体、e 抗原和 e 抗体、核心抗体）第 4、第 5 项阳性，腹围 72 cm，10 年来一直服用激素（控制自身免疫）5～15 mg。

西医诊断：肝癌，乙肝后肝硬化，肝癌，脾大，黄疸，双下肢浮肿。

中医诊断：肝癌。

辨证：邪盛正虚证。

治则：扶正祛邪。

处方：生黄芪 30 g，当归 18 g，枸杞子 9 g，制黄精 9 g，熟地黄 9 g，炒白芍 18 g，桑椹 9 g，生薏苡仁 15 g，淮山药 9 g，红藤 30 g，萹蓄 30 g，猪苓 18 g，山茱萸 9 g，败酱草 30 g，苍术 18 g，白术 18 g，陈皮 6 g，14 剂。

[二诊] 2018 年 4 月 6 日。服药后，两腿即已不胀，腹不胀，白蛋白/球蛋白 28.2/35.9＝0.79，甲胎蛋白 210.66 ng/mL，尿素 5.1 mmol/L，肌酐 54.0 μmol/L，CA199 23.59 U/mL，CA153 41.39 U/mL，CA125 27.61 U/mL，CA724 1.95 U/mL。B 超示肝硬化，脾大，肝内实质性占位，胆囊泥沙样结石，双侧胸腔未见积液，未见腹水。加茵陈 30 g，金钱草 30 g，玉米须 30 g，14 剂。

【按语】患者罹患肝病日久，正气不足，脾胃虚弱，且有腹水，腹水由于肝脾失调，气滞湿阻，血气凝滞，再进一步累及肾脏，终于导致气滞血瘀水停腹中。故其主要病机为瘀血阻滞，水湿停留，水瘀互结为患。此类患者临床上都属于本虚标实，首当辨清阴阳虚实，掌握标本缓急，再以活血破瘀，利水逐水孰轻孰重，必须佐用理气行气之药，才能使全方位诸药调动起来，达到祛除腹水的目的。方中生黄芪益气健脾，苍术、炒白术健脾燥湿，熟地黄益精填髓，淮山药健脾益肾，当归、炒白芍养肝补血，桑椹滋阴补血，山茱萸补益肝肾，生薏苡仁健脾渗湿，猪苓、萹蓄利水通淋，红藤、败酱草清热解毒，以上诸药共用以达扶正祛邪之功。二诊药后患者下肢不肿，腹胀好转，加用茵陈、金钱草清热利湿，玉米须消肿利尿，共奏扶正祛邪，加强利尿消肿之功。

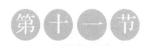

胆石症

中医所说之"胆"，指的是整个胆道系统，包括胆管和胆囊。中医认为，"胆者,中清之府",以通降为顺。胆病多为有形之邪,最为常见的就是胆石,包括胆囊结石、肝内外的胆管结石。对于胆石症的认知,《灵枢·经脉》中有"胆足少阳之脉……是动则病口苦,善太息,心胁痛,不能转侧"等相关胆石症临床症状的描述。胆石症的发生主要是由于饮食不节、情志失调、外邪入侵、虫积及瘀血阻滞等多种原因导致的胆汁疏泄失常。日常生活中比较常见的病因是饮食不节、情志失调以及不规律的作息习惯。

胆附生于肝,胆汁乃肝之余气化。《东医宝鉴》云:"肝之余气泄胆,聚而成精。"故胆的病变与肝的疏泄功能密切相关。基于此,王羲明认为清泄湿热当与升降滑利相结合,方能取得理想的效果。肝疏泄正常,气机升降也正常,则胆汁排泄畅达。反之,肝失疏泄,郁而化热,引起肝热灼液,导致胆汁排泄不利,就会造成郁结聚而成石。不管是气郁型、湿热型还是脓毒型,均与肝脏气机升降失调有关。结石是标,气滞是本,所以治疗胆石症必须重视气机升降,疏肝理气。

案

赵某,女,66 岁。

[初诊]患者于 2015 年 3 月 25 日做胆囊结石手术,2016 年 4 月 19 日因总胆管结石行微创术,2018 年 1 月 4 日又因总胆管结石再做微创手术,2017 年至今只能服半流质饮食,饭后不舒,胃脘部作胀,嗳气多,矢气少,进水后嗳气,苔薄,脉细。

西医诊断:胆道结石,三次术后,消化不良。

中医诊断:纳呆。

辨证:脾虚气滞证。

治则:健脾理气。

处方:党参 15 g,广木香 6 g,台乌药 9 g,制黄精 9 g,白茯苓 18 g,砂仁 3 g,预知子 15 g,生薏苡仁 15 g,炒白术 18 g,姜半夏 9 g,炒谷芽 15 g,炒麦芽 15 g,玉米须 30 g,生甘草 6 g,陈皮 6 g,神曲 9 g,淮山药 9 g,14 剂。

[二诊]2018 年 7 月 21 日。药后胃纳增加,能吃半流质稀饭,仍自觉乏力,少寐,酸痛,大便日 1 次,成形,苔腻,脉弦细,曾发热 38.5 ℃。

处方:苍术 12 g,陈皮 6 g,炒谷芽 15 g,炒麦芽 15 g,黄精 9 g,川厚朴 6 g,生甘草 6 g,生鸡内金 9 g,生薏苡仁 15 g,神曲 9 g,白扁豆 9 g,淮山药 9 g,藿香 6 g,广木香 6 g,姜半夏 9 g,柴胡 9 g,黄芩 15 g,酸枣仁 9 g,14 剂。

【按语】患者平素体虚,年轻时在东北苦寒之地插队,自幼畏寒,行胆石手术后出现纳呆，食后胃脘部作胀不适；胃失和降，胃气上逆，见有嗳气，证属脾虚气滞，治拟健脾理气。香砂六君子汤加减，香砂六君子汤由六君子汤加木香、砂仁而成，故名，用于治疗脾胃气虚，寒湿停滞中焦所致胃肠道疾病。方中以党参益气健脾，补中养胃为君；臣以白术健脾燥湿；佐以茯苓渗湿健脾，陈皮、木香芳香醒脾，理气止痛；半夏化痰湿，砂仁健脾和胃，理气散寒，使以甘草调和诸药。全方扶脾治本，理气止痛，兼化痰湿，和胃散寒，标本兼顾。另用台乌药行气止痛，山药健脾补肾，炒谷芽、炒麦芽、神曲消食和胃，生薏苡仁健脾化湿，预知子疏肝行气，玉米须行气利胆。

二诊药后胃纳好转，仍有乏力，脾气渐复，仍有不足，气不足无以推动，见有乏力；胃不和，则卧不安，见有寐差；水湿不行，湿困脾胃，见苔腻，脉弦细。治拟健脾化湿，方用平胃散燥湿运脾，行气和胃，加用二陈汤，陈皮、半夏燥湿健脾，炒谷芽、炒麦芽、生鸡内金、神曲健脾消食，木香健脾行气，山药健脾补肾，黄精补益脾肾，酸枣仁宁心安神，白扁豆、生薏苡仁健脾化湿，柴胡、黄芩和解表里。平胃散出自《太平惠民和剂局方》，是燥湿祛痰，行气健脾之剂。苍术燥湿健脾为君药，厚朴除湿散满为臣药，陈皮理气化痰为佐药，甘草、姜、枣调和脾胃为使药。大凡脾胃病变，只要属于所谓脾胃湿滞，呈现胸腹胀满、口淡食少、舌苔白厚而腻主症的，都可用它来治疗，所以古人说它是"治脾圣药"。后世有许多健胃方剂，都是从它扩展演变而来。二陈汤与平胃散配合，化痰与燥湿的作用可互相加强。对胃有痰饮，腹中辘辘有声，小便不利，泄泻不止，水谷不分，舌苔白腻者，适合用之。

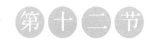

妇科肿瘤

（一）卵巢癌

中医学对卵巢癌的认识可以追溯到2 000多年前的经典医籍《黄帝内经》，《灵枢·水胀》载有："寒气客于肠外，与卫气相搏，气不得营，因有所系，癖而内著，恶气乃起，息肉乃生。其始生也，大如鸡卵，稍以益大，至其成，如怀子之状，久者离岁，按之则坚，推之则移，月事以时下，此其候也。"这一描述与卵巢肿瘤相类似。对于本病之成因，历代医家均有论述。综合之，发病因素虽有诸多方面，但其主要病机在于寒凝、气滞、血瘀。盖寒为阴邪,其性凝滞,侵袭机体易致遏阻阳气之升发,气血之运行。妇人在经前或经期,或产后,由于感受风寒,或过食生冷,或因素体阳虚,寒从内生,而致寒客于胞宫经脉,阻滞气血运行,遂致瘀积胞宫,日久形成癥瘕。又因气为血帅,气行则血行,气滞则血瘀,由于情志不畅或抑郁,或烦怒伤胆,或思虑过度,而致气滞血瘀,瘀血凝滞于胞脉之中,渐成斯疾。

卵巢肿瘤属中医"癥瘕"范畴,对此病的治疗,早在《黄帝内经》中已提出:"坚者削之,结苦散之,留者攻之,滞者导之"的原则,主要以攻邪为治。但卵巢肿瘤的发生、发展是一个正虚邪实的过程,故《医宗金鉴·妇科心法要诀》曰:"凡治诸癥瘕,宜选审身形之壮弱,病势之缓急而治之,如人虚,则气血衰弱,不任攻伐,病势虽盛,当先扶正气,而后治其病;若形证俱实,宜先攻其病也。"《医学心悟·积聚》则进一步详细记载了分阶段进行论治:"治积聚者,当按初、中、末之三法焉,邪气初客,积聚未坚,宜直消之,而后和之。若积聚日久,邪盛正虚,法从中治,须以补泻相兼为用。块消及半,使以末治,即住攻击之药,但和中养胃,导达经脉,俾荣卫流通,而块自消矣。更有虚人患积者,必先补其虚,理其脾,增其饮食,然后用药攻其积,斯为善治,此先补后攻之法。"这些治疗的基本原则,至今仍为临床所沿用。

案

徐某,女。

患者卵巢肿块切除术后1年余,乏力1周。2015年12月无明显诱因下出现阴道出血,检查未见异常,未予治疗。2016年11月8日行腹式全子宫切除+双侧附件切除+漏斗血管高位结扎+大网膜切除+阑尾切除+盆腔淋巴结清扫+肿瘤细胞减灭+右半结肠切除,术后病理提示右卵巢高级别浆液性癌(6 cm×4 cm×2 cm)累及右输卵管。子宫内膜见高级别浆液性癌(最大径1 cm),局限于内膜,倾向卵巢原发累及内膜。左输卵管、右半结肠、阑尾、大网膜均见高级别浆液性癌。2016年11月17日起行白蛋白紫杉醇+卡铂化疗8次。2018年5月患者自觉腹胀,复查彩超提示盆腔残端及右侧偏实性结构,盆腔积液。2018年5月18日腹水脱落细胞病理提示腹水沉渣,见少量低分化腺癌细胞,符合卵巢癌转移。2018年5月22日—24日行第1周期TP方案姑息化疗(多西他赛120 mg d1,顺铂40 mg d1~d3),化疗后腹胀好转,腹水减少,出院。于2018年6月21日—23日行第2个疗程TP方案化疗(多西他赛120 mg d1,顺铂40 mg d1～d3）。化疗期间头晕，无明显消化道反应，对症处理后头晕好转出院。近1周乏力，时有咳嗽，咯痰量少，色白，无痰中带血，无发热胸痛，无腹痛，二便调，胃纳一般，夜寐欠佳，舌淡红，苔薄白，脉弦细。

西医诊断：卵巢恶性肿瘤，高级别浆液性癌，腹腔转移。

中医诊断：卵巢癌。

辨证：气血亏虚证。

治则：益气养血。

处方：生黄芪30g，生薏苡仁18g，桔梗6g，白扁豆18g，白茯苓18g，党参9g，白术9g，山药18g，鸡血藤27g，生地黄18g，酸枣仁18g，远志9g，磁石15g，枳壳9g，柴胡9g，白芍9g，川芎9g，甘草6g，莲子心3g，石韦18g，当归6g，泽泻18g，天麻9g，石菖蒲9g，14剂。

【按语】王羲明认为卵巢癌病因卵巢癌属于中医"妇人癥积"范畴。本病多由寒邪入侵，营卫失调，精血被夺，膏粱食积，湿蕴痰凝，气聚血瘀，使冲任滞逆，损气伤阴，日久而成癥积。术后复发，反复化疗，则伤阴抑阳，这些均使机体处于虚弱状态，证属气血亏虚，治拟益气养血。生黄芪、党参、白术、白扁豆、白茯苓、薏苡仁、山药健脾理气，当归、川芎、鸡血藤补肝养血，柴胡、枳壳、白芍理气柔肝，莲子心、酸枣仁、远志、磁石安神助眠，泽泻利水。以健脾益气养血，扶正为主顾护胃气，相辅相成，辨证与辨病结合治疗为其特色。

（二）子宫内膜癌

子宫内膜癌是全世界女性第六常见的肿瘤，在部分发达国家，发病率甚至位列妇科肿瘤首位。其发病率逐年上升，但死亡率比发病率上升更快，每年上升幅度高达1.4%。早期子宫内膜癌预后良好，应用单纯外科手术即可治愈，但仍然有少部分患者术后出现局部复发和远处转移。对于晚期或复发转移的患者来说，其治疗选择有限，预后差，中位生存期短。中医"崩漏""五色带下""癥积"等疾病中有类似子宫内膜癌临床表现的记载。《诸病源候论》曰："带下病者，有劳伤血气，伤动冲任脉，致令血与秽液兼带而下也。"《医宗金鉴·妇科新法要诀》谓："带下，五色带下也，皆湿热所化也。"认识到赤白带下与湿热有关。历代医家关于崩漏的病因病机表述各有不同。中医认为本病多由冲任失调，气血亏虚，血不荣经及肝肾阴虚，虚火上炎，灼伤脉络，血不循经所致。子宫内膜癌既属于恶性肿瘤病范畴，又属于妇科病中的崩漏，结合两类疾病发病特点、子宫自身功能及多年的临证经验，本质为本虚标实。肝肾阴虚，冲任失调，脾胃气虚为主要病机。

案

赵某,女。

患者 2015 年 4 月出现月经淋漓不尽,迁延至 7 月仍有不规则出血,遂至肿瘤医院就诊,2015 年 7 月 24 日查 MRI 提示子宫内膜癌可能。2015 年 8 月 3 日行诊刮,提示子宫内膜复杂性非典型增生,小灶区癌变。于 2015 年 9 月 8 日行次广泛子宫双附件＋盆腔淋巴结清扫＋腹主动脉旁淋巴结切除术。术后病理提示肿瘤大小 5.0 cm×4.2 cm×2.0 cm,外生型,内膜样腺癌,Ⅰ～Ⅱ级,浸润<1/2 肌层,淋巴结(0/22)。术后未行进一步治疗,后长期于外院行中医药治疗。2016 年 6 月 16 日 CA724 16.65 U/mL,2016 年 6 月 17 日盆腔 MR 增强提示,结合病史考虑子宫内膜癌术后改变。2016 年 6 月 20 日骨扫描全身骨显像示第 4 腰椎放射性分布异常浓聚,考虑骨退行性变可能。时有乏力,右肩疼痛,偶有外阴瘙痒,无发热,无腹痛腹泻,无咳嗽咳痰,胃纳欠佳,进食量少,无恶心泛酸,大便偏干,小便尚调,夜寐尚安,舌淡,苔白腻,脉细弦。

西医诊断:子宫内膜癌(内膜样腺癌 T1aN0M0,Ⅰ A 期)。

中医诊断:子宫癌。

辨证:肝郁脾虚证。

治则:疏肝健脾。

处方:生黄芪 30 g,陈皮 9 g,浙贝母 18 g,山药 18 g,炒稻芽 18 g,炒麦芽 30 g,太子参 30 g,黄柏 9 g,苍术 18 g,当归 30 g,女贞子 18 g,生薏苡仁 18 g,白茯苓 18 g,枸杞子 18 g,半枝莲 15 g,白花蛇舌草 15 g,瓜蒌皮 30 g,瓜蒌子 30 g,夏枯草 30 g,泽泻 9 g,防风 18 g,补骨脂 9 g,火麻仁 30 g,生白术 18 g,14 剂。

【按语】本病多由寒邪入侵,营卫失调,精血被夺,膏粱食积,湿蕴痰凝,气聚血瘀,使冲任滞逆,损气伤阴,日久而成癥积。肝失疏泄,肝气郁滞,脾气虚弱,不能运化水谷,则食少腹胀;气滞湿阻,或溏结不调。治拟疏肝健脾。方中生黄芪、山药、稻芽、麦芽、苍术、白术、薏苡仁、白茯苓、陈皮、太子参健脾益气,当归、女贞子、枸杞子滋补肝肾,半枝莲、白花蛇舌草、夏枯草清热解毒,全瓜蒌、火麻仁、生白术润肠通便,共奏扶正消癌之功效。

（三）其他

案

杨某，女，41 岁。

患者 1 年半前白带增多，色黄，无气味。2 年前有 HPV 感染，做锥切手术，术后 HPV 转阴。夜寐欠安，苔薄白，脉弦细，无盆腔炎史。

西医诊断：HPV 感染术后，阴道炎。

中医诊断：阴户。

辨证：湿热下注证。

治则：清热除湿。

处方：苍术 9 g，椿根皮 30 g，红藤 30 g，黄精 9 g，黄柏 9 g，黄连 6 g，败酱草 30 g，生薏苡仁 15 g，酸枣仁 9 g，灵磁石 30 g，14 剂。

【按语】脾虚湿盛，郁久化热，或情志不畅，肝郁化火，肝热脾湿，湿热互结，流注下焦，损及任带，约固无力，而成带下病。患者带下量多色黄，质黏稠，为湿热下注。方用二妙散，黄柏为君，取其苦以燥湿，寒以清热，其性沉降，长于清下焦湿热；臣以苍术，辛散苦燥，长于健脾燥湿；另用椿根皮清热燥湿，红藤、败酱草、黄连清热解毒，黄精补益脾肾，生薏苡仁健脾化湿。

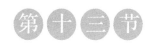

第十三节

前列腺癌

前列腺癌是发生于男性前列腺组织中的恶性肿瘤，是前列腺腺泡细胞异常无序生长的结果。前列腺癌的发病率具有明显的地理和种族差异。在欧美发达国家和地区，它是男性最常见的恶性肿瘤，其死亡率居各种癌症的第 2 位；在亚洲，其发病率低于西方国家，但近年来呈迅速上升趋势。前列腺癌确切的发病原因并不明确，但除了与年龄、种族、地区有关外，尚与性活动、宗教信仰、高脂饮食、遗传因素有关，其中最重要的是遗传因素。如果一个直系亲属患有前列腺癌，其本人患前列腺癌的危险性会增加 1 倍。本病临床表现为前列腺增大、排尿不畅，另外，还会出现不明原因的发热、消瘦、乏力等现象。如果肿瘤发生转移，则会出现转移部位的疼痛症状。前列腺癌容易与前列腺增生症混淆，同样是前列腺增大,同样会引起排尿困难。

前列腺癌属于中医学"淋证""癃闭""尿血"等范畴。《灵枢·本输》有:"实则闭癃,虚则遗溺",指出本病性质多属实,《备急千金要方·秘涩第六》有:"有人因时疾瘥后得闭塞不通,逐致夭命,大不可轻之。"中医认为,前列腺癌的发生主要是正气不足,湿热邪毒侵袭,日积月累,引起机体阴阳失调,脏腑功能障碍,气血运行障碍,而致瘀血、痰浊、邪毒等互相交结,形成肿瘤。肾主精,为先天之本;脾胃生化气血,为后天之本。无论先天还是后天的不足,均可导致前列腺精气亏虚,气化无权,既不能生精、藏精,也不能泻精,因而不能发挥其正常的生理功能,同时还极易遭受毒邪的侵袭。

由于毒邪外侵,饮食、起居失节和正气虚弱,引起机体阴阳平衡失调,脏腑经络功能失常,出现湿热、瘀毒等一系列病理改变,最终导致癥瘕积聚,即形成癌肿。具体言之:① 外界毒邪侵袭机体,久而生湿蕴热,结聚于下焦,阻滞局部气血的运行,进而郁积酿毒作块,发为本病。② 饮食内伤,脾胃失于运化,气血化生不足,正气虚弱。③ 痰湿内停,聚集下焦,或居处环境恶浊,影响三焦气化及肾之开合,水毒、邪气不得出而停于体内,日久发为本病。④ 年老体弱,正气虚衰,或素体禀赋不足,或房事过度,肾气耗伤,机体失于温养,不能及时消除致病邪毒,邪毒留滞不去,郁久而血凝气滞,发为本病。

前列腺癌为本虚标实、虚实夹杂的疾病。前列腺癌之实,主要为湿热、瘀毒为患。湿热瘀毒诸邪留滞下焦,阻塞气机,血瘀痰结,积结成块,成为前列腺癌的主要病理机制;随着病情进展,在邪正斗争中,正渐虚而不能抗邪,最后损及脏腑气血、阴阳,而演变为以虚为主的病理过程。然就其病位而言,当由肾所主,故肾虚亦是前列腺癌的重要病理机制。肾气之盛衰,直接影响着前列腺癌的发展与变化,因为前列腺主要与膀胱、肾、三焦及肝、脾、肺等脏腑关系密切。肾的藏精、泻精、气化功能也就是前列腺的生理功能。肝肾阴虚,相火偏亢,或湿热痰毒流注下焦,后期多为瘀毒挟痰,常有气滞血瘀。肾阴虚、相火亢盛和肝郁痰凝,痰火毒结于下,则易成毒癌。如《景岳全书·癃闭》说:"有因热居肝肾者,则或以败精,或以槁血,阻塞水道而不通也。"《灵枢·经脉》指出:"是主肝所生病者……遗溺闭癃。"《杂病源流犀烛·小便闭癃源流》亦曰:"肝与三焦及督脉病也……男子循茎下至篡,病不得前后。"皆说明本病与肝、肾的密切关系。

 案

龙某。

患者 2019 年 8 月无明显诱因下出现胸痛,遂于 2019 年 8 月 30 日查胸部
CT,提示右侧第 4 肋骨、左侧第 9 肋骨骨质破坏,考虑恶性肿瘤性病变,转移性
待排;两肺散在多发粟粒、小结节,考虑转移瘤可能;左肺上叶纤维条索灶;另见
右肾、肝内多发低密度。9 月 10 日行骨扫描,提示全身骨多发异常高代谢灶,考
虑恶性肿瘤转移性病变可能;左足第一跖趾关节代谢增高。9 月 10 日查肿瘤
指标,CA153 34.59 U/mL,CA724 21.33 U/mL,CY211 14.24 U/mL,TPSA
384.0 ng/mL,FPSA 36.66 ng/mL。2019 年 9 月 21 日患者出现双下肢行走困
难,伴尾骶部疼,对症治疗后仍行走困难,现口服扶他林控制。神志清晰,面色欠
华,形体正常,目睛正常,言语清晰,无异常气味,舌淡白,无瘀斑,无齿痕,苔薄
白,脉弦细。

西医诊断:前列腺恶性肿瘤,骨继发恶性肿瘤。

中医诊断:癌病。

辨证:肝郁脾虚证。

治则:疏肝健脾。

处方:生黄芪 9 g,党参 9 g,白术 9 g,白茯苓 9 g,半夏 6 g,半枝莲 15 g,白花
蛇舌草 15 g,陈皮 9 g,附子 6 g,生地黄 18 g,当归 9 g,五灵脂 18 g,丹参 6 g,甘草
6 g,菝葜 15 g,14 剂。

【按语】肝气不舒,继而脾气不足,水谷精微无以化生,气血阴阳皆有不足,
治拟疏肝健脾,兼以软坚散结。生黄芪、党参、白术、白茯苓、半夏、陈皮健脾益
气,当归疏肝,菝葜祛风除痹,解毒散瘀,丹参、五灵脂行血止痛活血,附子温阳,
半枝莲、白花蛇舌草清热解毒,软坚散结,诸药健脾疏肝、解毒抗瘤、消积润燥共
济,攻补互寓,相辅相成,辨证与辨病结合治疗为其特色。

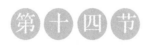

便 秘

便秘是指粪便在结肠停留时间过久,所含水分降低,变干变硬,不易排出的
症状,包括排便次数减少、排便困难及粪便干结坚硬等。本病的最早记载见于
《黄帝内经》,称为"后不利""大便难"。《读医随笔·方药类》载:"燥屎为津液耗
虚,肠胃燥结,而屎不得下。"《扁鹊心书·便秘》载:"老人气虚,及妇人产后血少,

致津液不行,不得通流,故大便常结。"《名医杂著》载:"证属形气病,形气俱不足,脾胃虚弱,津血枯涸而大便难尔。"至明代《广嗣纪要》首次提出"便秘"病名,一直沿用至今。西医学认为,便秘根据病因分为器质性和功能性便秘。器质性便秘主要包括肠管本身病变、肠道外病变及电解质紊乱等原因引起的肠麻痹。功能性便秘无明确脏器质性病变,与长期卧床、静坐、缺少活动、精神压力过大及不良饮食习惯、饮食结构等有关。长期便秘对人体身心健康造成不良影响,严重者可诱发心脑血管意外的发生。

案

邵某,女,56岁。

[初诊] 2019年5月18日。患者2年多来常有便干、便秘,口苦,口干欲饮,腹胀满,手足心热,苔薄黄,脉弦细。

中医诊断:便秘。

辨证:阴虚肠燥证。

治则:养阴润燥通便。

处方:生地黄12 g,玄参12 g,桑椹15 g,枳实10 g,全瓜蒌15 g,决明子30 g,厚朴10 g,南沙参12 g,枸杞子10 g,麦冬10 g,黄芩10 g,7剂。

[二诊] 2019年5月25日。大便日行,时有偏干,余症皆减轻。上方继服7剂。服药后排便正常。

【按语】本例患者为阴虚肠燥便秘,阴津不足则口干、大便干结,阴虚火旺则口苦、手足心热,治以滋阴润肠通便。其中枳实、决明子、全瓜蒌三药具有缓泻通便作用。枳实苦泄辛散,宽肠理气,沉降力强,有良好的破积导滞之功;全瓜蒌味甘微苦,性寒,有润燥滑肠之用;决明子味苦甘咸,性微寒,有缓泻作用。三药合用,理气润肠通便,常用于便干、便秘,通便而不伤气阴,又无其他泻药之弊,且收效颇捷。另予以生地黄、玄参、南沙参、枸杞子、麦冬养阴生津,润肠通便。

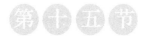

肿瘤疾病的食养疗法

食疗即饮食治疗,亦称食治、食医、食养、药膳。中医食疗是指在中医药理论指导下,研究食物的性能、配伍、制作和服法,以及食物与健康的关系,并利用食物来维护健康、防治疾病的一门学科,包括食物疗法和药膳疗法。食疗中"食"的概念远比药膳宽泛,它包含了药膳在内的所有饮食,故食疗不必一定是药膳,但药膳则必定是食疗。孙思邈在《千金方》中说到:"凡欲疗疾,先以食疗。"将食疗放在首要的位置,突出了食疗在治疗疾病过程中的重要地位。在辨证论治思想指导下,中医食疗注重整体性和系统性,具有改变患者的不良饮食,从而改变肿瘤生长的内外环境,修复肿瘤破坏的脏器的结构功能,补充肿瘤消耗的能量,改善消瘦、贫血、乏力等恶病质症状,防止肿瘤传变的作用。食疗是中医"带瘤生存"的思想指导下的方法论。

一、辨证施食,三因制宜

中医营养学认为,肿瘤患者的饮食疗法,宜根据食物本身的四气五味和归经的性质,结合患者的情况,及四时气候、地理环境、生活习惯等变化,实施"辨证施食",选食配膳宜因病而异、因人而异、因地而异、因季而异、因治疗方法而异,这是肿瘤患者中医食疗的基本原则。

《素问·上古天真论》提出:"上古之人,其知道者,法于阴阳,和于术数,食饮有节,起居有常,不妄作劳,故能形与神俱,而尽终其天年,度百岁乃去。"这不仅是中医传统养生的总体纲要,也对饮食养生做了系统论述。肿瘤患者要充分做到饮食有节、谨和五味、辨证饮食、忌滥用补益之品。

根据肿瘤患者的机体所反映出来的临床表现,结合脉象、舌苔等的变化归纳为各种病理状态,然后给以辨证,讨论食疗。所谓辨证施食,是根据不同病证来选配食物。虚证宜用补益之品,实证宜用祛邪之品。肿瘤患者如辨证为热毒炽盛,宜用某些具有清热解毒功效的蔬菜,如荠菜、马齿苋、蕺菜等,以及属性偏凉的鸭肉、鸭血、芦笋等,不宜用红参、龙眼、羊肉、鹿肉等温补性食品。如肿瘤患者术后纳差、腹胀,属脾胃虚损,宜用山药、茯苓、莲子、鸡内金、麦芽等以健脾和胃,白粥是常用的健脾补虚之品。由于食疗种类很多,按照中医特色可将常用的肿瘤患者的食养疗法归纳为祛邪和补虚两个大类。肿瘤患者的食疗应遵循祛邪与扶正的原则。祛邪即选用对癌细胞有抑杀作用的食物,如食用海参、猴头菇、香菇、木耳、薏苡仁等对食管癌、胃癌、贲门癌、肺癌等有一定抑杀作用。扶正即选用对机体气血阴阳亏虚有补益作用的食物。癌症之发病多因正气亏虚,手术、放疗、化疗等又往往损伤正气,因此扶正之法在肿瘤食疗中的作用尤为重要。

中医食疗的作用决定其在肿瘤康复治疗中的地位。在预防肿瘤的发生方面,目前不论是中医还是西医都还没有一个确切有效的方法,中医食疗以其独特的理论优势和实际意义将发挥越来越大的作用。在放化疗期间,中医食疗可以有效地改善不良反应,尤其是针对消化系统症状,辅助患者完成放化疗。手术治疗、放化疗之后,因肿瘤疾病本身以及治疗过程都要消耗大量能量,患者一般会出现脾肾不足、脾胃虚弱、气阴两虚的征象,针对这种情况,西医以及现代的营养学并没有很好的处理方法,此时中医食疗就上升到主导地位,通过辨证施食能够很好地改善患者虚损的状态,为肿瘤的康复或者后续治疗提供基础;肿瘤根治术后最主要也最常出现的问题是复发和转移,如何减少乃至防止这种现象的出现,中医食疗和现代营养学是可利用的治疗手段,又处于同一起跑线。中医食疗注重整体性和系统性,改变患者的不良饮食习惯、均衡营养,进而可以改变肿瘤细胞生长的内外环境,达到防止肿瘤复发以及转移的目的。

(一)祛邪类

1. **清热解毒类** 当肿瘤毒邪亢盛,邪热嚣张时,症见发热、口渴、便干、尿赤、舌质红绛、苔黄而干、脉细弦数,常提示肿瘤急速发展,证属病进之象,饮食可予清热解毒之类。如香油拌马兰头,可清热解毒;菜油炒枸杞头,可清凉除热;青葱炒莴苣笋,可清热解渴;菜油炒马齿苋,可清肠除热;绿豆粥,可解热毒,清暑气。

2. **消痰散结类** 适用于皮下无名肿物和结节、瘰疬、瘿瘤,或症见咳吐痰涎,或喘咳痰鸣、苔白腻、脉滑。如冬瓜子炖冰糖,可化痰生津;海带豆腐羹,可软坚散结消瘿;紫菜汤,可软坚消瘿;香油拌海蜇皮,可化痰软坚;红梗芋艿羹,可消肿软坚。

(二)补虚疏滞类

1. **滋补强壮类** 当患者出现消瘦乏力、面㿠神萎、气短心悸、体力不支、舌淡唇苍、脉沉细而弱或虚大无根等气血衰败,内脏虚损之象时,宜给予大补气血、温阳滋阴、补益内脏之类饮食。

(1)益气健脾类:适用于消化系统肿瘤,或其他系统肿瘤而有气虚脾弱等证候时。如香菇炒蛋,可健脾开胃;黑木耳炖精肉,可健脾胃,补五脏;白切猪肚,可补虚损,健脾胃;白切鹅块,可健脾胃,补五脏;香酥鸭,可补虚损,开胃口;莲子糯米粥,可养神益脾,补中强志;薏苡仁糯米粥,可补脾益胃,理脚气,消水肿;八宝糯米饭,可补脾益胃;枣泥饼,可养脾气,补五脏,和百药;扁豆粥,可和中补五脏;茴香牛肉干,可补脾开胃;山药羹,可治久泻,补脾胃;茯苓饼,可益脾安神渗湿;

牛乳粥,可健脾,益寿延年。

(2)养血补肝类:适用于肝脏及造血系统肿瘤,或其他系统肿瘤而有血虚等证候。如菱粉炒猪肝,可补肝养血;猪血豆腐羹,可养血补虚;羊肝粥,可补肝明目,能治夜盲等症。

(3)润肺生津类:适用于肺部肿瘤,或其他系统肿瘤而有口干引饮、痰饮咳逆上气等证候。如猪肺汤,可补肺益气;银耳冰糖羹,可生津养肺,轻身强志;百合汤,可润肺调中;杏仁霜冲剂,可润肺止嗽;松仁粥,可润心肺,调大肠;燕窝粥,可养肺化痰止嗽,补而不滞。

(4)养心安神类:适用于心脏肿瘤,或其他系统肿瘤而有心悸、怔忡、夜寐不安等证候。如菱粉炒猪心,可养心安神;龙眼肉煮蛋,可养心益智,而通神明。

(5)滋阴温肾类:适用于肾脏及泌尿系统肿瘤,或其他系统肿瘤而有肾虚等证候。如清蒸甲鱼(或龟肉),可滋阴补肾;菱粉炒腰子,可补腰强肾;芝麻米粉糕,可益肾补腰;核桃米粉糕,可润肌肤,黑须发,治腰痛;羊肾粥,可治阳气衰败;海参粥,可温下元,滋肾补阴。

2. 理气降逆类 适用于肿瘤病,兼有胸胁作痛、郁闷不舒、腹部胀满或吞咽梗阻、暖气不舒或腹部窜痛等症,苔薄白,脉常弦滑或细弦,饮食用理气降逆之类。如桂花藕粉羹,可理气开胃;佛手柑粥,可清香开胃,治心胃痛;花椒粥,可治暖气,止腹痛;砂仁粥,可醒脾,通滞气,治呕吐。

3. 除湿消胀类 适用于肿瘤病兼有胸脯满闷、纳少呕恶、大便溏薄,或有面浮肢肿,或见身黄,或见带下,苔腻,脉濡滑,饮食用除湿消胀之类。如赤豆薏苡仁羹,可消水肿,去胀满;冬瓜汤,可通利除湿;鲤鱼粥,可治水肿、黄疸、反胃。

二、饮食有节,固本培元

饮食水谷下纳,一则化生精气充养五脏,亦可助脾胃健运,升降并序,气血周流。饮食有节主要包括"饮食适中,适寒温,防复食,饮食洁净"四方面。肿瘤患者多因疾病或治疗因素而引起脾胃正气亏虚、胃纳不佳、营养不良等症状,而饮食不节反过来又影响脾胃的正常功能,从而形成恶性循环。

肿瘤患者当饮食适中,不宜过饥或过饱;寒温适宜,食物不宜过寒过热。防止复食,指患者不要在病情稍有好转之时,就无节制地吃膏粱厚味之物。辛发之品易动风化火,助热生痰,日久则积聚内生,引起发热腹痛、食欲减退等症状,促使癌症加重或复发。肿瘤患者不宜食用虾、蟹、羊肉、鸡肉等化热生湿之品。忌服不洁之品,如生水、腌制之物。

三、谨和五味,避免偏嗜

中医有甘、酸、辛、苦、咸五味,五味调和,保持均衡饮食对健康有利。饮食若偏咸,极易诱发食管癌、结直肠癌;饮食偏辛辣,则存在患胃癌的风险;饮食偏甘,则胰腺、结肠肿瘤发生的概率增加。肿瘤患者更应坚持谨和五味、防偏嗜的原则。

四、饮食宜忌要与寒热阴阳之属性相结合

如癌症患者毒深热甚,口渴烦躁,发热不退,大便秘结,宜多吃水果、米粥以及一些清凉健胃、消渴除烦之品,切忌过食生冷、油腻之物。某些消化道肿瘤患者术后或某些患者放疗后出现胃阴不足,口干纳少,这时应当禁忌辛辣、香燥伤阴的药物和食物,而以养阴清热和胃食品为宜。

五、饮食宜忌要与四时气候相适应

春夏应少食温燥发物,如狗肉、羊肉等;秋季宜少食辛热食物,多食水分较多的水果;冬季应少食苦寒伤胃食物,宜进食温热性的食物等。中医基础理论坚持整体观念和辨证论治,具体表现就是因人、因时、因地进行饮食养生。肿瘤患者饮食中,按照不同季节、不同体质、不同地域进行食养,以更好地保护阳气,固护正气,增强抗病能力。"圣人春夏养阳,秋冬养阴",冬令之际宜补充温热之品,如肉食等,盛夏之际多以时蔬为主。体质较弱者应多补充蛋、奶等优质蛋白质。肿瘤患者的饮食应以清淡而富有营养为主,如牛奶、鸡蛋、绿色蔬菜和水果。尤其是在肿瘤治疗期间,建议保证患者补充优质蛋白质和维生素。

六、饮食宜忌应因人因病而异

人体正气有强有弱,患者的病情有轻有重,治法也有汗、吐、下、和、泄、温、清、消、补。肿瘤患者早期多邪实,中期多虚实夹杂,晚期多正气虚衰,不同部位的肿瘤又有其不同的临床特点,因而更应注意饮食因人因病而异。

第六章

跟师心得篇

陈东林跟师感悟

自从1987年毕业后工作就一直跟随王羲明老师,王老师学术态度非常严谨,对学生要求严格,但又和蔼亲切,兴趣广泛,因此我们经常称他为"老王先生"。王羲明老师早年曾就读于北京医学院,后又学习了中医,是难得的具有中西医双学历的学者,不仅理论知识扎实,动手能力也特别强。笔者一毕业就能跟随这样的老师,实在是机会难得,受益匪浅。

王羲明老师家里有一间各面墙全是落地书柜的书房,单位里也有一个收集了很多治疗经验及相关资料的大书橱。王老师的授课既涵盖中医内、外、妇、儿等科,又有中西医结合肿瘤科、中西医结合内科等专业内容,授课,内容的广泛,让笔者深深体会到王羲明老师对后代中医继承人的期待。他倾囊相授,毫无保留,主要表现在以下方面。

首先,王羲明老师给学生们提供了许多用中医方法治疗疾病有较好疗效的案例,介绍了自己在行医生涯中,如何学习、传承中医药,并运用于临床实践、教学、科研中。作为王羲明老师的继承人,作为后辈的中医人,可以说这些内容增强了我们对中医的自信心。此乃继承、发扬中医首要且非常重要的一点。

其次,在教学中王羲明老师始终强调中医不能丢掉辨证论治,并且要精准辨证、精致辨证。这都是指辨证当准确,但又有不同内涵。同时要结合多种方法或思路,如在诊治内科癌肿疾病时,如果患者无明显症状,则首先以辨证为主,结合辨病,在此基础上针对突出症状用药,即辨症状论治;再加入辨体质论治,进一步将单方、验方加入处方中,即形成比较完备的诊疗思路和方案。强调专科治疗不离整体,多种中医治疗方法均可结合应用,如针灸、中医外治法等,中医分科过细会带来一定的弊端,值得我们深思。

第三,王羲明老师强调中医治疗恶性肿瘤要以人为本,心身同治。不论良、恶性肿瘤均需要注重情志致病或病后的情志因素在疾病发展、转归中的重要作用。王老师在临诊时也是这样率先垂范的,他在问诊时会运用自己的人文知识和患者交流,提高患者跟医者的亲近感,愿意让患者告知病情、心情和想法,为辨证提供更全面的信息。中医学向来重视情志因素在疾病中的重要作用,西医学到近代才开始重视并提出心理—生理—社会医学模式,但西医学以极快的速度将这一因素解释到众多医学专业领域,比如"双心医学"、神经科领域、消化病领域,使得心理因素、心理治疗在西医学中迅速占有重要地位,并弥补了当今医学发展的不足,也解释了较多令人困惑的问题。反观最早提出并重视情志因素的中医学在近代却在这方面有所落后。由此,给我们中医人的提示是,不仅要跟随西医学的步伐,而且要学习西医学的学科扩展速度、范围和开放的特点;不仅在中医界内传播,更要在民众中传播,从而提高中医治疗的配合度、依从性,而不只是听到心理问题就是抗焦虑、抗抑郁、心理疏导等。

第四,王羲明老师从不同角度总结了中医药治疗中顾护脾胃的重要性。一是用药剂量的影响。海派中医用药特点是"轻灵",即用药剂量当小,用药不宜多。大剂量用药对脾胃定是一种损伤,故临证只要问诊充分、抓住主证、分清缓急、弄清主次矛盾就能更好地做到避免大处方、大剂量用药。二是中病即止。祛邪治疗多猛烈,当中病即止,《素问·五常政大论》曰:"大毒治病,十去其六;常毒治病,十去其七;小毒治病,十去其八;无毒治病,十去其九;谷肉果菜,食养尽之。无使过之,伤其正也。"故治疗疾病必当中病即止,或加以顾护胃气之方药。三是注意药物的毒性作用。在治疗癌瘤疾病中,抗肿瘤药物或多或少具有一定的毒性。古代没有进行现代药理研究的情况下,亦对每味中药的药性做了详细说明,哪些药具小毒、哪些药有毒等,提示我们用药注意药物的偏性,巧妙配伍,谨慎使用,避免药物毒性对患者机体功能造成损伤,同时可以使用解毒之药如升麻、甘草等。丁氏内科章次公即注重脾胃功能,至章次公门人王羲明老师自身践行并教导学生亦如是。在用药上提倡慢病缓缓图之,注重顾护脾胃;注意患者的饮食营养,减轻患者脾胃负担、经济负担,不浪费药材,倡导经济环保,值得我们后辈学习和思考。

第五,王羲明老师强调中医分科不能过细,否则会影响以人为本的整体辨证。过去的中医其实都是全科医生。王羲明老师举例讲到,虽然石氏是以伤科为主,但过去家人生轻浅之疾均由自家医生开药内服,且石氏伤科一直以针药结合模式诊疗疾病,意指中医伤科亦可开内服中药,中医当为全科,必定要整体辨证,不能只辨一脏或一腑,那样就跟西医思维无异了。恶性肿瘤可能只发生在某一脏腑,但成因或转归却未必局限,往往会影响他脏他腑,所以作为一名中医肿瘤科医生更应当注意到内、妇、儿、五官科疾病,均应诊治。王老师常告诫我们,中医不同于西医,中医看病看整体,但也可以适当去专研某个专业方向,只要不影响中医整体观即可。前面提到老先生动手能力强,思维不局限,不仅临床疗效好,影像学检查技术也很专业。那一书橱资料中的影像资料(包括CT),刚开始因为很少见,很多都是老先生自己亲手用照相机对着观片灯拍下来再洗印存档的,很是珍贵。王羲明老师曾经是超声学会专家和负责人,为了提高超声波对胃黏膜层的观察清晰度,他尝试用芳香中药汤剂服用,排除胃中气体的干扰,从而使得在B超下也能看清胃壁分层,但因为当年中药制剂的生产原因,这个努力没有成功,但作为参与者,王羲明老师的科研精神、对中医药的自信让笔者深受感动。

王羲明老师在年过八旬之时仍亲自给我们集中上课,为授课进行了精心准备,在短短60分钟的课堂上,信息量却很大。王羲明老师给我们讲解的不仅是古医家对疾病的诊治思路,更有他自己的体会体验。由此我们学到的是,王羲明老师如何继承中医、钻研西医,发扬中西医各自优势,并有机整合于恶性肿瘤的诊治中。王羲明老师在讲授中医理论的同时,也穿插传递了自己对中医的态度、对中医的坚守和对后辈中医人的期望。

笔者在长期跟师过程中,曾与老师进行了很多的交流,有如下心得体会。关于王老师讲的"治学态度":① 不要急于摒弃古人的经验。这也是老师常常提醒我们的,没有充分学习祖先的书籍,了解初心和转归用法,就不要急着认为古人讲的东西是过时的,而摒弃之。比如说有些中药的炮制对于药性的发挥有重要作用,目前由于《药典》的规定导致中药饮片选择有限,限制了中药方剂的作用发挥,这一点很可惜。② 中医是创新的,不是故步自封。中医常被认为是故步自封,王老师讲我们从古人历代的医案都可以看出,他们也在进步,和现代中医一样,常将一些经方扩大使用范围,比如旋覆花汤出自《金匮要略》,原文《金匮要略·五脏风寒积聚》篇说:"肝着,其人常欲蹈其胸上,先未苦时,但欲饮热,旋覆花汤主之。"该方是用来治疗肝著病。后世叶天士取旋覆花汤具有辛通之用,视之为"辛润通络"之祖方,并在旋覆花汤的基础上悟出络病治法。吴鞠通深研张仲景与叶天士二人经验,在旋覆花汤的基础上创制两张类方,一为"香附旋覆花汤",出自《温病条辨》,肝脾同治,气痰并调,适用于肝气郁滞,脾胃痰湿中阻之证,临床用途广泛。二为"新绛旋覆花汤",出自《吴鞠通医案》,多处用此方,用于治疗胁痛,是治疗络瘀肝著的要方。在鼓励创新方面,王老师也是不排斥对诊断治疗有用的方法,让西医的检查手段为"我(中医)"所用,20世纪90年代新兴CT检查,为了能够提高读片的技能,王老师不仅督促我们去学习,还不顾年龄跟我们一起去听课。这种精益求精的态度,让我相形见绌,也颇受鼓舞。③ 再次强调临证不忘中医的特点之一——辨证论治。任何一位中医人都知道中医的特点"整体观念""辨证论治",然而在临床上不少中医医生却背离了这个观念,治疗疾病一叶障目,也就背离了中医临床思维。常见的比如,很多医生见到口腔溃疡(慢性咽炎)就认为是"炎症",和其相关的就是热毒,方药就是清热解毒。这不是中医辨证思维,反而变成了西医思路。王羲明老师尤其提到恶性肿瘤患者化疗后出现复发(杂)性口腔溃疡,其实多属虚证。反复发作性口疮的基本病机多属攻伐之后正气受损,虚阳上亢,治宜补益虚阳,引火归元为主;脾阳不足者,用益气温脾之理中汤。如若口腔溃疡急性期,疼痛明显,实火表现明显,则用清热解毒之剂。王羲明老师指出中医临床思维是指医者在临床诊疗过程中应用自己掌握的中医理论和自身的实践经验,进行判断和分析疾病本质本源、发病规律以及制定治疗和预防疾病的原则和处方用药所表现的思维活动。要实现整体观、辨证观,四诊合参的基本功不能丢,否则一开始就偏离了中医的思维。

古云"一日为师终身为父",王羲明老师,老王先生,亦师亦父,留给我们的宝贵财富,需要我们传承下去。

连强跟师感悟

王羲明老师一再强调要学好中医不能不读书,不仅要读有关中医的书籍,还需要扩展思维,加强西医先进理论知识的学习。他经常会查阅西医最新的有关恶性肿瘤诊治进展的书籍和文章,细心研究,这值得我们后辈学习。

看到了我们的前辈在为中医事业的发展、发扬这条路上,依然做着努力和付出,笔者也对自己未来的学习和工作做了简单的计划:① 坚持学习中医理论,研读中医优秀著作,从实践中运用、体会、总结。② 认真跟师,听老师讲解,记录、总结医案、心得,并不断完善中医论文的撰写,将老师的学术思想公开发表,传播出去,使得更多中医人获益。③ 多提问,临床遇到的问题或质疑多请教老师。④ 中医要发展,需要做出不同方面的努力,不仅是在临床,也需要借助现代医学、现代先进的科学技术。

中医与西医在专业技术上各有所长,各有优势和特点。西医治疗恶性肿瘤的优势在于精密仪器的检测、高超的外科手术、复杂的器官移植、先进的治疗手段等。而且现在西医对于恶性肿瘤的治疗也注重精准的个体化治疗,同时免疫治疗、靶向治疗的发展,也让我们看到了和中医治疗的相似之处,这所谓异病同治和同病异治。中医的优势恰恰弥补了西医薄弱的方面,中医的辨证施治既准确又灵活,奥妙无穷,对诊治许多疾病,有其独到的特点。针对恶性肿瘤的治疗,中医总体还是以个体化治疗为主,因人辨证施治,对于相同辨证之人可同一方剂投之,亦能显效。尤其是对功能性疾病的诊治、退行性疾病的诊治、病毒性疾病的诊治、痰饮瘀血病的诊治、疑难病证的诊治等尤具优势。而且长期以来人民群众对中医中药的认识比较深刻,有相当多的人喜欢中医中药。随着社会的飞速发展,人们对健康长寿的要求在不断地提高,中医中药的治病之本、调理滋补功能就显得更加迫切了,并且在肿瘤预防康复方面,中医具有西医所不具备的优势。

那么,我们应该怎样学好中医呢?在王羲明老师身上我们看到了榜样。《史记·扁鹊仓公列传》云"人之所以病病疾多,医之所以病病道少",这说明中医难学。著名温病学家吴鞠通又说:"学医不精,不若不学医。"学中医难,学精更难。根据笔者学医的体会,主要在于两点:一要认真读书。中医的书籍,用汗牛充栋来形容,尚嫌不够。读中医书,不仅要读懂、弄通,而且要熟读、熟记,对许多重要的内容甚至要熟背。比如中医诊断学、中医方剂学、中医内科学、中医妇科学、中医儿科学、《温病学》《伤寒论》《金匮要略》等。若要有高深的理论功底还必须学好《黄帝内经》。读中医的书,要善于融会贯通,中医学的理论均源于《黄帝内经》,中医的各科临床均源于历代医家的经验积累和实践总结。比如学《伤寒论》,不仅要与《金匮要略》相融合,还要上与《黄帝内经》相联系,下与《温病学》相联系。此外,还要与内科学、方剂学、药物学、诊断学相联系。比如《伤寒论》的少阳证,这个少阳证就出自《素问·热论》。《黄帝内经》的少阳证只限于少阳经脉症状"胸胁痛而耳聋",而《伤寒论》的少阳证则为半表半里证,胆火上炎,症见"口苦,咽干,目眩,往来寒热,胸胁苦满,默默不欲饮食,心烦喜呕",用小柴胡汤主治。再联系温病学中亦有邪郁少阳证,寒热类疟,心烦,口渴,脘痞,舌苔黄白而腻,用蒿芩清胆汤主治,系湿热郁闭少阳。如此联系比较,自然融会贯通。

中医从业人员必须有过硬的基本功。一要掌握扎实的医学基础知识;二要对人体和疾病有全盘的把握,诊断要明确,问诊要详尽;三要熟练运用中医内科专业技术;四要学习知识,运用技术,提高水平,升华境界,不断进步。笔者在跟师学习过程中发现,结合生活实际,可以融深奥医理于生活常识当中。中医基础理论重于思辨,抽象、实践性强,但弱于直观、具体。因此,在学习中,注意结合自己既往的文化知识及生活常识进行理解,常常收到了事半功倍的效果。如联系夏天长期在河水中浸泡的石头表面所生苔藓性状,来理解滑腻之性状,说明舌苔滑腻与水湿的关系,并由此理解湿性黏腻的致病特点。结合既往临床实践,融抽象理论于常见病证之中。如人体皮肤受凉之后,可见恶寒无汗、鼻塞流涕、胸闷咳嗽等感冒症状,中医给以宣肺解表药物治疗后,感冒痊愈,以此说明肺主宣发、开窍于鼻、在体合皮的医学道理。

在临床实践中,王羲明老师擅长运用中医药治疗恶性肿瘤疾病、肺系疾病及消化系疑难杂病。在跟师学习的日子里,笔者深深地体会到王羲明老师是一位博学的老师,他善于把自己行医多年的临床诊疗经验上升为理论,用于指导学生的工作,使笔者开拓了思路,活跃了思维,开阔了视野,更新了观念,逐步提高了诊疗技术,坚定了对中医药的信心。从王羲明老师的身上感受到的是,他对古老的中医及其发展前景充满了信心。随着现代科技的发展,西医学在自然科学成果的基础上蓬勃发展,而中医至今已经几千年了。有人认为,中医是几千年前的产物,与今天的现代化格格不入,学习中医是过时的,甚至是历史的倒退。虽然,中医经典理论是陈旧的,但典籍中不少看来是旧的内容,却能够发掘出新的功效。例如大柴胡汤是1 000多年前《伤寒论》中的方子,在西医治疗基础上治疗急性胰腺炎疗效就很好。又如令西医学棘手的冠心病,西医治疗需长期服药,副作用较大,用中医药的益气化痰活血法治疗有很好的疗效。用大剂量清热解毒中药治疗恶性肿瘤疾病以及用大量健脾益气,滋补肝肾药治疗放化疗后并发症等都取得了不错的效果。

师从王羲明老师后,笔者的学习态度不一样了,过去在学校是在"填鸭式"的学习方法下接受教育,死记硬背,毫无乐趣可言。而今,跟从王羲明老师临床实践,以医好患者为目标。王羲明老师善于把自己行医多年的临床诊疗经验上升为理论,并且精炼后教授于我们。作为一位临诊多年的中医,王羲明老师具有博大包容的胸怀和高瞻远瞩的视野,主张扎根中医,西为中用,中西医结合,西医诊断结合中医治疗,与时俱进。正是由于王羲明老师这种开明包容、与时俱进的积极向上的心态,使他在患者中有良好的口碑。王羲明老师常常教导我们"立业先立德",作为他的学生,笔者不仅学到了能够安身立命的一技之长,更领悟到了王羲明老师高尚的医德和强大的人格魅力。

王羲明老师被他的学生们尊称为"王先生",一直以来,他对医学孜孜追求、对工作兢兢业业,是一位令人尊敬的长者,更是大家学习的表率。记得有一次想为王先生写一篇医案的心得体会。王先生欣然拿出了一份患者的资料,是一位乳腺癌患者的门诊病案。当时在王先生处就诊时,患者已经发生腋下淋巴及多处骨转移,实属晚期,只能进行姑息化疗。王先生博览历代医籍,结合多年的临床治癌经验,探索了在病情不同阶段,多源性辨证和辨病结合的疗法,对患者进行了长达2年的治疗,从发病期逐步转向稳定期。其间的每一次就诊记录都是王先生亲自执笔书写,运用中医的辨证方法,根据病程中的不同表现,为患者遣方用药,悉心治疗。病案的内容完整详尽,条理清晰分明,作为他的学生,同时也是一名医务工作者,从这份病案的整理中,得到的启示不仅仅是治疗方法,更领悟到了王先生敬业的精神和态度,值得我们学习与效仿,并将使我们终身受益。

跟着王義明老师学习的这些年,不断地从老师的思想、言行、临床等方面吸取营养,不仅使得笔者的中医医术有了很快的提升,同时也不断地被鞭策努力学习、着力提升各种能力。跟随王義明老师学习的过程中,笔者总结了几点帮助医生快速成长的建议和自己的心得。

人心向善,追求卓越。"人心向善"是王義明老师对学生们的第一要求,无论做什么事,心的第一个出发点一定是"善",然后才是追求卓越的工作成绩。王老师要求我们把做人放在首位,无论是做学问也好,做临床大夫也好,做人是第一位的,首先要做个好人,才能做个好中医、好老师。

扎根临床一线,以患者为师。名中医都是与事业融为一体的,都会与患者打成一片,他们的思想、著作无不是从临床提炼出来的精华。王義明老师正是因为有了长期的临床经验,大量的临床数据,才成为中医肿瘤界的代表性人物,是中医界传承精华、守正创新的典型代表。

扎实功底,读经典,做临床。为了做好临床,王義明老师一直要求我们多读经典,在临床跟诊的时候,他总是会突然问学生,他开的方是什么用意,包含哪些方?记得有一次门诊王老师就突然停下来考我们用了什么方,一个师弟立即就说出了是"柴胡龙骨牡蛎汤",这也大大激励了我们学好经典。而且王老师经常强调开方药物不要太多,可以用经方治大病,比如他经常推荐用四物汤、平胃散、一贯煎等,是只有四五味药却特别好用的方子。

做事认真,细致入微。王義明老师做事非常认真,对于每一位接诊患者,始终保持掌握第一手资料的习惯,必定亲力亲为,一直以来亲自写门诊病史,详细查阅患者外院病历资料,尤其是疑难杂病患者,或是新患者,有时光读 CT 片子就好长时间,并逐一对比治疗前后。笔者还记得刚刚开始上班时看到王義明老师判读一位肺占位性病变患者的近 10 年来的所有影像学片子,加起来有一尺厚。王義明老师素有眼疾多年,视力不佳,但直到耄耋之年出诊时仍保持着亲自读片的习惯,每一张患者带来的 CT 或 MRI 片子王老师必须亲自过目,而且还会在病历本上将肿瘤图像简要地画下来。他无论做什么事情,都会特别认真严谨,比如看病过程中始终注重记录患者的病理报告,如患者这次就诊没有带来,必然会嘱其下次就诊时务必带来以作为后续治疗的参考。这种认真的态度使得王老师在业界获得了非常好的评价。在王義明先生的老师名医大家章次公学术思想研究基地的建设中,王老师也体现了这种缜密的思维。所以我们去看王老师的著作,都是非常细致入微的。受到老师的影响,在看病和写标书、写文章的时候,笔者也养成了习惯,所以自己在临诊时,都会反复思考、反复掂量,有的时候需要跟患者反复确认,需要时还会留下患者资料,待回去后仔细参考资料,制定治疗方案。这个过程其实也很有助于自己的提升,因为凡事"缓则圆",有了更多的时间思考,有了更多的时间琢磨,自己就会更有体悟、更有心得,能够更好地为患者服务。

温良恭俭让,修出长寿的人生。在普通人看来脾气好的人往往能够长寿,但是在一个专业的中医看来,长寿其实是中医养生做得好。中医本身是分科的,汉代就将其分成医经、经方、房中、神仙,除了经方是治病的,其余的三科其实都是修身养性的,治病应对的是突发的疾病,但是绝大多数人其实都处于亚健康状态,所以"治未病"才是最重要的。笔者在临床上一直对患者强调调理,养成良好的积极向上的生活习惯,就能够预防很多疾病。王羲明老师高寿,很大的一个原因就是来自温和的脾性,就是"温良恭俭让"以得之,正是因为如此,笔者在生活中也会不断地反思,不断地往这方面努力。

因为疾病需要调养,对于很多肿瘤患者来说,本身食欲不好,再服以苦味的中药就更难以为继了。所以开方最好多用一些"药食同源"的药物,笔者开具的中药里经常会有如山楂、山药、荷叶、薏苡仁等,食疗能够治好的病,尽量少用药物。孙思邈曾经说过"食疗不愈,然后命药"。

王羲明老师的养生方法也同样值得患者学习。王羲明老师自己身患恶性肿瘤但是通过自己的治疗,依旧在耄耋之年能够出诊,临诊时思路清晰。这和他注重养生有关,通过笔者多年跟师发现,王羲明老师即便在 85 岁高龄,上午门诊结束后,中午吃饭丝毫没有偏食的习惯,有什么吃什么,注重营养全面,也不吃保健品。而且王羲明老师在骨折术后即便腿脚不方便也坚持自己行走,拒绝学生们搀扶。

王羲明老师值得我们学习的地方还有很多,限于篇幅,这里仅介绍了笔者体会最深的几点。

赵凡尘跟师感悟

王羲明老师注重中西医结合,相辅相成,将西医诊治与中医辨证论治有机结合起来,在治疗中独具特色。跟随王羲明老师学习,使笔者深刻体会到,要打好基本功应具备以下三个步骤。

中医的临床工作分为识病、辨病、立法、处方、用药五大环节,最终必须落实在方药上。如果没有精确的处方,绝对不会有好的疗效。故中医历来视汤头、脉诀、药性赋为启蒙"三件宝"。"汤头"即"方歌",素以清代汪昂的《汤头歌诀》为蓝本,并以《医方集解》辅行。要求"汤头"必须熟背至信手拈来的地步,临床方可应用自如。"脉诀"是指脉学方面的歌诀。现以李时珍《濒湖脉学》流行最广,然李中梓《诊家正眼》似乎更切实用,故云脉必"二李"。当然有精力多读几部更好,诸如《四诊抉微》《脉诀汇辨》《脉理求真》等。《药性赋》是民间流传多年且影响极大的入门读物,浅显易懂,朗朗上口。除上述"三件宝"外,不可忽略的就是"针灸歌赋"。众所周知,针灸是国粹,是中医走向世界的"利器"。要想学好针灸,熟诵歌赋是必备的基本功。诸如十四经循行、主病、《穴位分寸歌》、《标幽赋》、《金针赋》、《通玄指要赋》、《流注指微赋》、《胜玉歌》、《玉龙歌》以及十二经子母补泻、流注八法等方面的歌诀均应熟背如流。俗话说"曲不离口,拳不离手"。以上第一步功夫,属中医的"背诵功"。

背诵功之后的第二步功,就是加强古文和医史的学习。古人云:"工欲善其事,必先利其器。"中华民族历经漫长的岁月,给后人留下了辉煌灿烂的中医文化,不愧是伟大的宝库,等待后人去努力发掘。而这些文献均是用古文写成,若不在古文上下功夫,势必很难理解。如对文字的构成、词汇的衍变、语法的差异及古代文业兴识、古天文学知识等均需有一定的了解,否则学习医古文非常困难。文言文学得好,犹如与古人相与对坐应答,能进行跨时代的交流,学好古文是打开中医药宝库大门的钥匙。故第二步功夫,"学好古文"。

任何事情、任何学问都有一个发展过程。所以不管学什么都必须了解本门的发展史。只有学好医学史,才能了解各朝各代的名医、名著及其学术观点,也就是说要了解这些名医名著是在何等历史背景和客观条件下形成的,同时也应了解名医的奇闻逸事,这对中医的学习有一定的启发。学古文具备了读古书的能力,学医史明确了读古书的取舍,在选书读书过程中,自然不会陷入歧途。同时还要博览历代医家的医论、医著、医案,对历代医家的成果有一个框架性的了解,为学术理论的构架打下良好的基础。故第二步功夫为"基础功"。

《黄帝内经》《难经》是中医基础的奠基,在跟师学习过程中,王羲明老师强调对古籍的精读。阴阳五行、藏象经络、诊法治则、五运六气均需从《内》《难》二经中探求。然《黄帝内经》中《灵枢》《素问》各81篇,《难经》81难,共240余篇,要想快速通读,谈何容易?故初学者可选用明代李中梓的《内经知要》或近贤秦伯未的《内经知要浅解》为读本,部分章句必须熟背。

《伤寒论》是六经辨证的典范;《金匮要略》辨脏腑经络,是辨治杂病的基础。

《温病条辨》系统论述三焦辨证,与《伤寒论》相对而言,使"万病诊法实不出此一纵一横之外"(《温病条辨·凡例》)。《温热经纬》以《内经》、仲景为经,以叶、薛、陈、余诸家为纬。其中《叶香岩外感温热篇》主要论述卫气营血辨证系统,也应熟背。《神农本草经》是方药学之祖,自然也是必读之书。清代陈修园《神农本草经读》可视为初学者较好的读本。《医学心悟》一般视为入门的启蒙书,它是系统论述"八纲八法"之作,且书中载有很多疗效好、实用性强的方剂,如启膈散、开噤散、半夏白术天麻汤之类,皆临床习用之方。对这些医籍精读,可使中医理论的框架构架起来。故第三步功夫为"构架功"。

如上所述,背诵功、基础功、构架功为学习中医必须具备的三步功夫。在跟随王羲明老师临诊学习后,深感上述所说的确为必修之功。俗话说得好,"师父领进门,修行靠个人",学习中医也不例外。在此,谈谈跟师的几点体会。

1. **手勤、眼勤、脑勤** 首先是思想上必须做好吃苦的准备,有时候跟师临诊半天,就诊人数达 40～50 人次,加班是家常便饭;从病例书写,到望、闻、问、切四诊完成,到最后处方记录,每一个环节都必须全心投入,详细记录王羲明老师的处方,并且对于患者的情况还要记录下自己的判断,并与老师的诊断进行对比以发现不足。如果没有吃苦的精神是很难坚持下来的。因此,要"勤"字当头。

其次是做好预习。古人云"温故而知新",跟师之前必须温习一下方剂和中药或是老师主攻方向的有关书籍,特别是常用的方药必须烂熟于胸中。王羲明老师以灵活运用经方、验方为主,不拘泥于古法。因此,每次侍诊之前笔者都会温习一下方剂,用方如用将,用药如用兵,方药不熟,临床之际别说自己单独考虑用方用药,就连老师的处方已经开出还不知是出的何招(某个主方),这样就很难跟上老师的思维和看病的节奏,很难和老师达到"心有灵犀"。这就要求我们熟背方药,即便如此,每次门诊之前要温习一下方剂和中药,这样跟师上门诊就没有太多方剂障碍,跟师学习的兴趣自然高涨,跟师的收效也会更快。

2. **侍诊时的要领** 首先要勤于动手。这里强调的是中医的动手能力,即中医的望、闻、问、切四诊的锻炼。至于脉诊,在临床上更要细心体会,最好在切脉经验比较丰富的老师指导下进行,从浮、沉、数、迟、弦、细、洪脉等几种常见的简单的脉象入手,重点掌握脉象特点。如浮脉的特点是表浅,轻取即得,反映的是疾病的病位在表。学习切脉好比打球,强调"手感",必须持之以恒,经常有意识地训练,久而久之,必有所悟。

问诊应讲究技巧,跟师学习就要学会老师问诊的方法和技巧,这是一个长期的训练过程。初上临床时往往按西医询问病史的方法求全求细,可是问过之后头脑中却一片茫然,后来以"十问歌"为纲去问诊有所感悟,再后来不断地模仿老师问诊才有所体会。中医问诊有主有次,有取有舍,全凭医生的理论水平和临床功底。问诊主要是确诊某病、某证或排除某病、某证。如外感咳嗽,首先问"咳了多久"是为了鉴别外感咳嗽和内伤咳嗽,外感咳嗽病程短,治在肺;内伤咳嗽病程长,治重在脾、肾。王羲明老师还注重询问患者一天咳多少痰,痰色如何,并一一详细记录在病历中。问是否咽痒、咽痛是为了鉴别外感风寒咳嗽,还是外感风热咳嗽,问是否有痰及痰的颜色也是为了鉴别是风寒、风热,还是痰湿、痰热。证型不同,用方迥异。

其次,要勤于动笔。记录的原则是能详则详,包括舌脉,以备以后查阅。一些常见病可以简单记录,对于疑难病、罕见病则要详细记录。认真做好病案记录是收集原始资料最好的途径,每当临床遇到棘手的疾病时,总把以前记录的病案重温几遍,往往茅塞顿开,找到一些好的解决办法。

再次,要勤于思考。跟师门诊要用心去问病史、用心切脉、用心记录及思考老师的处方。在四诊之后考虑这个病是什么证型、该用什么主方、怎样加减。然后看和老师的辨证思路是否一致,选方用药是否相同。如果相同,则知道自己的辨证思维和老师的基本一致,如果不相同则要考虑差距在哪里,请老师指点迷津。有时候老师特殊的用方用药,或者特殊剂量更要仔细揣摩。

最后,要大胆和老师交流。不懂就问,王羲明老师对于学生的提问从不会敷衍了事,都是详细解答,并且教导学生要多看书,多读经典。

3. 侍诊后的总结 跟师临证后不等于学习的终结,而是学习的继续和深入,要用心总结,这是培养独立思考、独立学习习惯的很好方式。首先应整理当天的病案,或补充没有来得及记录完整的病案,或反复推敲老师如何用方用药。不懂之处,或在书中求索,或登门拜访求教于老师。每天还要把老师的病案归类,或按时间顺序,或按页码,或按病种,总之就是便于以后查找和温习。其次以问题为导向去读书。笔者很赞成古人的读书方法,当我们带着问题去学习、去读书时,印象就更深刻。

跟师数载,感慨颇多。笔者深深感到这几年跟师学习对我中医思维的形成、中医专业思想的树立,甚至在医德的塑造等方面都有潜移默化的影响。

附篇

一、主要学术论文

[1] 王羲明.悼念章次公老师[J].中医杂志,1959(12):61.

[2] 刘娉仪,王羲明,傅正恺.中医治疗风湿性心脏病合并亚急性细菌性心内膜炎一例[J].北京医学院学报,1960(1):66-68.

[3] 王羲明.肝硬变在祖国医学文献中的记载及其治疗原则[J].中医杂志,1960(7):52-55.

[4] 王羲明,孟百三.以"清泄"为主治疗慢性肝炎16例的临床观察[J].上海中医药杂志,1964(4):6-8.

[5] 王羲明,朱彬彬.临床病例讨论——胁痛(慢性胆囊炎急性发作)[J].广东医学(祖国医学版),1964(4):28-31.

[6] 骆明勋,王羲明,朱彬彬.推拿治疗支气管喘息合并肺气肿1例[J].上海中医药杂志,1965(2):33-34.

[7] 王羲明,孟百三.清泄疗法治疗50例慢性肝炎的临床疗效总结[J].中医杂志,1965(10):26-30.

[8] 王羲明,沈丕安,王锡顺,等.祖国医学治疗支气管肺癌20例的临床观察[J].上海医学,1978(6):28-29.

[9] 王羲明.晚期未分化小细胞型肺癌应用扶正攻癌法(中草药结合CO^{N}B-A方案)的疗效观察[J].肿瘤防治研究,1980(4):30-33.

[10] 王羲明.论"辨病"与"辨证"[J].中医杂志,1980(6):9-10.

[11] 王羲明.祖国医学"扶正祛邪"理论在治疗恶性肿瘤领域中的作用[J].天津医药肿瘤学附刊,1981(1):51-55.

[12] 蒋敏达,李树仁,王羲明.章次公先生治疗胃脘痛的经验[J].中医杂志,1981(1):11-14.

[13] 王羲明.应用猪血素(749片)对支气管肺癌患者免疫状况的观察[J].上海免疫学杂志,1981(5):64.

[14] 陈孝伯,张毓慧,王羲明.用朱丹溪"椒目劫喘"法对哮喘急性发作的临床观察与实验研究[J].辽宁中医杂志,1983(1):38-39.

[15] 王钖顺,苏永庆,向铁生,等.运用"三焦"理论以三黄为主治疗急性热病69例疗效观察[J].辽宁中医杂志,1983(2):34-36.

[16] 孟百三,张萍,沈洁,等.宁心汤治疗冠心病85例疗效总结及动物实验研究[J].辽宁中医杂志,1983(6):21-23.

[17] 王羲明,王瑚琳,颜仲仪.中西医结合用扶正攻癌疗法治疗晚期支气管肺癌[J].福建中医药,1983(6):16-18.

[18] 陈孝伯,王羲明,周福梅.运用温病理论辨证治疗66例急性肺炎[J].上海中医药杂志,1983(8):15-16.

[19] 王羲明,黄慧芳,李秀英.B型显像超声在中医临床工作中的应用[J].福建中医药,1984(2):55-57.

[20] 王羲明,黄慧芳,李秀英.胰腺癌的B型超声实时显像[J].肿瘤,1984(4):179.

[21] 王羲明,颜仲仪,王瑚琳.《扶正养阴法》在治疗支气管肺癌中的应用[J].辽宁中医杂志,1985(8):25-27.

[22] 王羲明,王瑚琳,颜仲仪."益气滋阴法"为主在恶性肿瘤手术放疗后的应用探讨[J].辽宁中医杂志,1986(1):15-16,8.

[23] 王羲明.B型显像超声在发扬祖国医学领域中的应用[J].中国医学影像技术,1986(1):11-12.

[24] 王羲明.《神农本草经》药物三品意义的探讨[J].上海中医药杂志,1987(1):32-35.

[25] 王羲明.中医方药及治则在肝癌防治工作中的研究进展[J].中医药学报,1988(6):50-53.

[26] 王瑚琳,陈东林,叶骎,等.自拟"疏利清肝汤"治疗急性甲型肝炎60例[J].上海中医药杂志,1989(12):26.

[27] 王羲明.原发性肝癌的中医药防治研究[J].中医药研究,1991(1):40-43.

[28] 王羲明.中医药治疗原发性肝癌研究进展[J].中西医结合肝病杂志,1991(1):51-54.

[29] 王羲明.中医药对原发性肝癌的研究概况[J].中国医药学报,1991(3):59-63.

[30] 王羲明.超声显像学在中西医结合研究中的应用进展[J].中国中西医结合杂志,1992(8):510-512.

[31] 王羲明.心包囊肿的B型超声1例报道[J].上海医学影像,1993(1):27.

[32] 王羲明.中医药、中西医结合治疗原发性肝癌研究近况[J].新消化病学杂志,1993(1):42-45.

[33] 邸如,裴传宝,王凤明,等.中医扶正结合介入放射治疗肺癌多发骨转移[J].上海生物医学工程,1994(1):48-49,55.

[34] 王羲明.论中医药防治恶性肿瘤的优势[J].山东中医杂志,1994(7):308-312.

[35] 王羲明.我国肝癌中医药、中西医结合研究现状[J].山东中医学院学报,1994(4):218-224.

[36] 王羲明.论"辨病"与"辨证"[J].前进论坛,1997(5):29-30.

[37] 王羲明.超声显像学在肝胆脏腑理论研究中的应用[J].浙江中医杂志,1998(3):123-124.

[38] 陆杏清,王琍琳,裴传宣,等.扶正攻癌法治疗晚期肺癌疗效观察[J].辽宁中医学院学报,2000(1):14-15.

[39] 王琍琳,王羲明.原发性肝癌的中医药研究近况[A]//中国中西医结合学会消化系统疾病专业委员会.中国中西医结合学会第十二次全国消化系统疾病学术研讨会论文汇编.中国中西医结合学会消化系统疾病专业委员会:中国中西医结合学会,2000:278-279.

[40] 王琍琳,王羲明.食管癌的内镜治疗概况[A]//中国中西医结合学会.第六次全国中西医结合影像学术研讨会论文专辑.中国中西医结合学会:中国中西医结合学会,2000:152-155.

[41] 王琍琳,王羲明.原发性肝癌的中医药研究近况[J].辽宁中医学院学报,2001(1):67-68.

[42] 王琍琳,王羲明.消瘿软坚汤治疗甲状腺腺瘤 50 例[J].浙江中医杂志,2001(6):34.

[43] 裴传宝,王羲明,王琍琳,等.扶正攻癌疗法治疗晚期非小细胞肺癌[J].上海医药,2002(8):361-363.

[44] 裴传宝,王羲明,王琍琳,等.扶正攻癌疗法治疗晚期非小细胞肺癌[J].辽宁中医杂志,2002(9):540-541.

[45] 裴传宝,王羲明,王琍琳,等.扶正养阴汤合化疗治疗晚期非小细胞肺癌 12 例[J].上海中医药杂志,2002(11):13.

[46] 李树芳,王羲明,陈东林,等.羟基喜树碱结合中药辨证施治晚期胃癌的疗效观察[J].辽宁中医杂志,2003(2):148-149.

[47] 李树芳,王羲明,陈东林,等.辨证论治联合 CPVP 方案治疗晚期肺癌疗效观察[J].福建中医药,2003(1):8-10.

[48] 裴传宝,王羲明,王琍琳,等.中药扶正联合化疗治疗晚期非小细胞肺癌[J].辽宁中医杂志,2003(4):266-267.

[49] 裴传宝,陈东林,王羲明,等.中药介入疗法治疗晚期肺癌的疗效探讨[J].辽宁中医

杂志,2003(5):360-361.

[50] 裴传宝,王羲明,王珂琳,等.中药扶正联合化疗治疗晚期非小细胞肺癌[A]//中国中西医结合学会肿瘤专业委员会.第二届国际中西医结合、中医肿瘤学术研讨会论文汇编.中国中西医结合学会肿瘤专业委员会:中国中西医结合学会,2004:674-677.

[51] 王羲明,刘崇晏,黄吉赓,等.春华秋实五十载——记全国首届中医药专门研究人员班的诞生暨艰苦创业历程[J].中医文献杂志,2008,26(5):40-41.

[52] 王羲明,刘崇晏,黄吉赓,等.春华秋实五十载(续完)——记全国首届中医药专门研究人员班的诞生暨艰苦创业历程[J].中医文献杂志,2008,26(6):45-48.

[53] 王羲明,刘崇晏,黄吉赓,等.开拓科学发展中医创新成果——记全国首届中医药专门研究人员发展中医药的卓越贡献[J].中医文献杂志,2009,27(6):47-49.

[54] 王羲明,刘崇晏,黄吉赓,等.开拓科学发展中医创新成果(续完)——记全国首届中医药专门研究人员发展中医药的卓越贡献[J].中医文献杂志,2010,28(1):46-49.

[55] 王羲明,赵凡尘,李雁,等.丁甘仁流派章次公传承脉络的研究[J].中医义献杂志,2014,32(4):39-44.

[56] 沙一飞,连强,王静,等.王羲明治疗乳腺癌经验撷菁[J].中医文献杂志,2014,32(5):43-46.

[57] 王宇立,赵凡尘,李雁,等.王羲明从扶虚固真法论治急性髓细胞性白血病经验[J].中国中医药信息杂志,2022,29(1):136-139.

二、主要学术著作

附表　王羲明主编的学术专著

书　　名	出　版　社	主　　编		时间(年)
中医治疗疑难杂病秘要	文汇出版社	张镜人	王羲明	1994
中西医结合实用消化病学	上海科技教育出版社	王冠廷	王羲明	1990
肿瘤药膳	上海科学技术出版社	于尔辛	王羲明	1991
中西医结合实用消化系肿瘤学	上海科技教育出版社	王冠廷	王羲明	1995
中医治癌秘诀	文汇出版社	王羲明		1995

书　　名	出　版　社	主　　编		时间(年)
现代中医药应用与研究大系·肿瘤科	上海中医药大学出版社	刘嘉湘	王羲明	1996
中华现代药膳食疗手册	上海科学普及出版社	孟仲法	王羲明	2003
胃肿瘤治疗学	百家出版社	林超鸿	王羲明	2013
章次公博采众方医案补注	人民卫生出版社	王羲明		2014
章次公学术经验集(海派中医内科丁甘仁流派系列丛书)	人民卫生出版社	王羲明		2017
章次公药物学纲目	人民卫生出版社	王羲明		2016

<h1 style="text-align:center">主要参考文献</h1>

[1] 王羲明.肝硬变在祖国医学文献中的记载及其治疗原则[J].中医杂志,1960(7)：52-55.

[2] 王羲明,孟百三.以"清泄"为主治疗慢性肝炎 16 例的临床观察[J].上海中医药杂志,1964(4)：6-8.

[3] 王羲明,朱彬彬.临床病例讨论——胁痛(慢性胆囊炎急性发作)[J].广东医学(祖国医学版),1964(4)：28-31.

[4] 骆明勋,王羲明,朱彬彬.推拿治疗支气管喘息合并肺气肿 1 例[J].上海中医药杂志,1965(2)：33-34.

[5] 王羲明,孟百三.清泄疗法治疗 50 例慢性肝炎的临床疗效总结[J].中医杂志,1965(10)：26-30.

[6] 王羲明,沈丕安,王锡顺,等.祖国医学治疗支气管肺癌 20 例的临床观察[J].上海医学,1978(6)：28-29.

[7] 王羲明.晚期未分化小细胞型肺癌应用扶正攻癌法(中草药结合 CO～NB-A 方案)的疗效观察[J].肿瘤防治研究,1980(4)：30-33.

[8] 王羲明.论"辨病"与"辨证"[J].中医杂志,1980(6)：9-10.

[9] 王羲明.祖国医学"扶正祛邪"理论在治疗恶性肿瘤领域中的作用[J].天津医药肿瘤学附刊,1981(1)：51-55.

[10] 蒋敏达,李树仁,王羲明.章次公先生治疗胃脘痛的经验[J].中医杂志,1981(1)：11-14.

[11] 王羲明.应用猪血素(749 片)对支气管肺癌患者免疫状况的观察[J].上海免疫学杂志,1981(5)：64.

[12] 陈孝伯,张毓慧,王羲明.用朱丹溪"椒目劫喘"法对哮喘急性发作的临床观察与实验研究[J].辽宁中医杂志,1983(1)：38-39.

[13] 王锡顺,苏永庆,向铁生,等.运用"三焦"理论以三黄为主治疗急性热病 69 例疗效观察[J].辽宁中医杂志,1983(2)：34-36.

[14] 孟百三,张萍,沈洁,等.宁心汤治疗冠心病 85 例疗效总结及动物实验研究[J].辽

宁中医杂志,1983(6):21-23.

[15] 王羲明,王琍琳,颜仲仪.中西医结合用扶正攻癌疗法治疗晚期支气管肺癌[J].福建中医药,1983(6):16-18.

[16] 陈孝伯,王羲明,周福梅.运用温病理论辨证治疗66例急性肺炎[J].上海中医药杂志,1983(8):15-16.

[17] 王羲明,黄慧芳,李秀英.B型显像超声在中医临床工作中的应用[J].福建中医药,1984(2):55-57.

[18] 王羲明,黄慧芳,李秀英.胰腺癌的B型超声实时显像[J].肿瘤,1984(4):179.

[19] 王羲明,颜仲仪,王琍琳.《扶正养阴法》在治疗支气管肺癌中的应用[J].辽宁中医杂志,1985(8):25-27.

[20] 王羲明,王琍琳,颜仲仪."益气滋阴法"为主在恶性肿瘤手术放疗后的应用探讨[J].辽宁中医杂志,1986(1):15-16,8.

[21] 王羲明.B型显像超声在发扬祖国医学领域中的应用[J].中国医学影像技术,1986(1):11-12.

[22] 王羲明.《神农本草经》药物三品意义的探讨[J].上海中医药杂志,1987(1):32-35.

[23] 王羲明.中医方药及治则在肝癌防治工作中的研究进展[J].中医药学报,1988(6):50-53.

[24] 王琍琳,陈东林,叶骏,等.自拟"疏利清肝汤"治疗急性甲型肝炎60例[J].上海中医药杂志,1989(12):26.

[25] 王羲明.原发性肝癌的中医药防治研究[J].中医药研究,1991(1):40-43.

[26] 王羲明.中医药治疗原发性肝癌研究进展[J].中西医结合肝病杂志,1991(1):51-54.

[27] 王羲明.中医药对原发性肝癌的研究概况[J].中国医药学报,1991(3):59-63.

[28] 王羲明.超声显像学在中西医结合研究中的应用进展[J].中国中西医结合杂志,1992(8):510-512.

[29] 王羲明.心包囊肿的B型超声1例报道[J].上海医学影像,1993(1):27.

[30] 王羲明.中医药、中西医结合治疗原发性肝癌研究近况[J].新消化病学杂志,1993(1):42-45.

[31] 邸如,裴传宝,王凤明,等.中医扶正结合介入放射治疗肺癌多发骨转移[J].上海生物医学工程,1994(1):48-49,55.

[32] 王羲明.论中医药防治恶性肿瘤的优势[J].山东中医杂志,1994(7):308-312.

[33] 王羲明.我国肝癌中医药、中西医结合研究现状[J].山东中医学院学报,1994(4):218-224.

[34] 王羲明. 论"辨病"与"辨证"[J]. 前进论坛, 1997(5): 29-30.

[35] 王羲明. 超声显像学在肝胆脏腑理论研究中的应用[J]. 浙江中医杂志, 1998(3): 123-124.

[36] 陆杏清, 王珝琳, 裴传宣, 等. 扶正攻癌法治疗晚期肺癌疗效观察[J]. 辽宁中医学院学报, 2000(1): 14-15.

[37] 王珝琳, 王羲明. 原发性肝癌的中医药研究近况[A]//中国中西医结合学会消化系统疾病专业委员会. 中国中西医结合学会第十二次全国消化系统疾病学术研讨会论文汇编. 中国中西医结合学会消化系统疾病专业委员会: 中国中西医结合学会, 2000: 278-279.

[38] 王珝琳, 王羲明. 食管癌的内镜治疗概况[A]//中国中西医结合学会第六次全国中西医结合影像学术研讨会论文专辑. 中国中西医结合学会: 中国中西医结合学会, 2000: 152-155.

[39] 王珝琳, 王羲明. 原发性肝癌的中医药研究近况[J]. 辽宁中医学院学报, 2001(1): 67-68.

[40] 王珝琳, 王羲明. 消瘿软坚汤治疗甲状腺腺瘤 50 例[J]. 浙江中医杂志, 2001(6): 34.

[41] 裴传宝, 王羲明, 王珝琳, 等. 扶正攻癌疗法治疗晚期非小细胞肺癌[J]. 上海医药, 2002(8): 361-363.

[42] 裴传宝, 王羲明, 王珝琳, 等. 扶正攻癌疗法治疗晚期非小细胞肺癌[J]. 辽宁中医杂志, 2002(9): 540-541.

[43] 裴传宝, 王羲明, 王珝琳, 等. 扶正养阴汤合化疗治疗晚期非小细胞肺癌 12 例[J]. 上海中医药杂志, 2002(11): 13.

[44] 李树芳, 王羲明, 陈东林, 等. 羟基喜树碱结合中药辨证施治晚期胃癌的疗效观察[J]. 辽宁中医杂志, 2003(2): 148-149.

[45] 李树芳, 王羲明, 陈东林, 等. 辨证论治联合 CPVP 方案治疗晚期肺癌疗效观察[J]. 福建中医药, 2003(1): 8-10.

[46] 裴传宝, 王羲明, 王珝琳, 等. 中药扶正联合化疗治疗晚期非小细胞肺癌[J]. 辽宁中医杂志, 2003(4): 266-267.

[47] 裴传宝, 陈东林, 王羲明, 等. 中药介入疗法治疗晚期肺癌的疗效探讨[J]. 辽宁中医杂志, 2003(5): 360-361.

[48] 裴传宝, 王羲明, 王珝琳, 等. 中药扶正联合化疗治疗晚期非小细胞肺癌[A]//中国中西医结合学会肿瘤专业委员会. 第二届国际中西医结合、中医肿瘤学术研讨会论文汇编. 中国中西医结合学会肿瘤专业委员会: 中国中西医结合学会, 2004: 674-677.

[49] 王羲明,刘崇晏,黄吉赓,等.春华秋实五十载——记全国首届中医药专门研究人员班的诞生暨艰苦创业历程[J].中医文献杂志,2008,26(5):40-41.

[50] 王羲明,刘崇晏,黄吉赓,等.春华秋实五十载(续完)——记全国首届中医药专门研究人员班的诞生暨艰苦创业历程[J].中医文献杂志,2008,26(6):45-48.

[51] 王羲明,刘崇晏,黄吉赓,等.开拓科学发展中医创新成果——记全国首届中医药专门研究人员发展中医药的卓越贡献[J].中医文献杂志,2009,27(6):47-49.

[52] 王羲明,刘崇晏,黄吉赓,等.开拓科学发展中医创新成果(续完)——记全国首届中医药专门研究人员发展中医药的卓越贡献[J].中医文献杂志,2010,28(1):46-49.

[53] 王羲明.阻断老年病的"祸根"——自由基[J].家庭医药,2012(4):33.

[54] 王羲明.茶多酚和老年病[J].祝您健康,2012(5):2.

[55] 王羲明,刘帅.阻断老年病的祸根——"自由基"[J].中老年保健,2012(10):45.

[56] 王羲明,赵凡尘,李雁,等.丁甘仁流派章次公传承脉络的研究[J].中医文献杂志,2014,32(4):39-44.

[57] 沙一飞,连强,王静,等.王羲明治疗乳腺癌经验撷菁[J].中医文献杂志,2014,32(5):43-46.

[58] 王羲明.茶多酚和老年病[J].中老年保健,2015(3):48.

[59] 杨家红,谢嵘.结节性甲状腺肿与甲状腺癌并存的诊治探讨[J].临床医学工程,2009,16(11):52-53.

[60] 皇甫谧.针灸甲乙经[M].北京:人民卫生出版社,2006.

[61] 徐春甫.古今医统大全(下册)[M].北京:人民卫生出版社,1991.

[62] 陈实功.外科正宗[M].北京:人民卫生出版社,2007.

[63] 祁坤.外科大成[M].北京:华夏出版社,1997.

[64] 周仲瑛.中医内科学[M].7版.北京:中国中医药出版社,2004.

[65] 王旭.略论含碘中药在治疗"甲亢"中的运用[J].江苏中医,2000(4):35-36.

[66] 朱重光,徐开州,晁岳汉.治疗甲状腺机能亢进症的临床体会[J].河南中医,1993,3(1):11.

[67] 潘文奎.对甲状腺机能亢进症证治矛盾的处理[J].中医药研究,1993(2):15-17.

[68] 潘文奎.如何正确使用含碘中药治甲状腺机能亢进[J].中医杂志,1994(12):752.

[69] 曹芳,李秀荣.漏芦抽提剂对人乳腺癌耐药细胞 MCF-7/ADR 的耐药逆转作用研究[J].山东中医杂志,2009,28(6):415-417.

[70] 吴宁,雷霆雯,许庆忠,等.漏芦对大鼠原代肝细胞细胞色素 P4501A1 酶活性及其 mRNA 表达的影响[J].贵州医药,2007(6):483-486.

[71] 邱光清,许连好,林洁娜. 土茯苓总皂苷的抗肿瘤作用研究[J]. 中药药理与临床, 2001,17(5):14-15.

[72] Han H P, Xie H C. A study on the extraction and purification process of lily polysaccharide and its anti-tumor effect[J]. Afr J Tradit Complement Altern Med, 2013, 10(6):485-489.

[73] 杨颖,李汾.杨颖,等.百合中性多糖对 5-FU 增效减毒作用及其对体外对肿瘤细胞的抑制作用[J].延安大学学报(医学科学版),2013,11(2):8-11.

[74] 刘蓓蓓,陈胜璜,陈四保.升麻化学成分及其抗肿瘤活性研究进展[J].中南药学, 2012,10(1):53-54,56-58.

[75] 郑永仁,吴德松,王礴,等.升麻总苷抗肿瘤活性及其对肿瘤细胞周期的影响[J].云南中医学院学报,2013,36(4):17-20.

[76] 康凤龙.升麻善解莨麻子中毒[J].中医杂志,2006(3):177.

[77] 陶华清.重用升麻治疗链霉素中毒 1 例[J].江西中医药,2001(6):62.

[78] 蓝海,侯丽,郎海燕,等.常见血液病的中医分类与命名[J].中医杂志,2019,60(9): 750-753,778.

[79] 山西省卫生厅.山西中药志[M].太原:山西省卫生厅,1959.

[80] 金爱花,许惠仙,刘文静,等.祁州漏芦对 H22 小鼠肝癌皮下移植瘤的抑瘤作用及其机制初探[J].中国实验方剂学杂志,2011,17(5):165-167.

[81] 杨美珍,王晓琴,刘勇,等.祁州漏芦化学成分与药理活性研究[J].中成药,2015,37 (3):611-618.

[82] 李秀荣,焦中华,刘培民.中药漏芦抽提剂逆转肿瘤多药耐药及诱导凋亡研究[J]. 山东中医药大学学报,2008,32(1):74-76.

[83] 曹芳,李秀荣.漏芦抽提剂对人乳腺癌耐药细胞 MCF-7/ADR 的耐药逆转作用研究[J].山东中医杂志,2009,28(6):415-417.

[84] 王吉耀.内科学[M].北京:人民卫生出版社,2012.

[85] 汪少飞,赵会英,黄静,等.老年急性髓系白血病治疗进展[J].中国实验血液学杂志,2017,25(4):1271-1274.

[86] 王羲明.论中医药防治恶性肿瘤的优势[J].山东中医杂志,1994,13(7):308-312.

[87] 王羲明.中西医结合肿瘤学[M].北京:新华出版社,1989.

[88] 王羲明.中医治疗疑难杂病秘要·肿瘤[M].上海:文汇出版社,1994.

[89] 李宏建,张瑞清,杨赶梅.中医药治疗乳腺癌的研究进展[J].中医药导报,2011,17 (5):134-135.

[90] 吴继萍,冯妮,李晓林,等.中医药辨证分型论治乳腺癌临床疗效评价[J].长春中医药大学学报,2012,28(3):412-413.

［91］ 黄永昌.胃癌长期存活案例分析及有关问题探讨［J］.吉林中医药,1993,13(1)：31.

［92］ 蒋苏,徐力.中医药治疗胃癌［J］.吉林中医药,2010,30(7)：574-575.

［93］ 王冠庭.晚期胃癌中西医结合治疗的思路与体会［J］.新中医,2000,32(9)：3-5.

［94］ 田静,吴海良.中医药治疗胃癌研究进展［J］.吉林中医药,2004,25(1)：52-53.